Über die Autorin

Ingrid Schlieske ist eine Bestsellerautorin, der es ein Anliegen ist, in Sachen Kinderernährung, da, wo ganz falsche Signale gesetzt werden, das „Wort zu Sonntag" zu sprechen. Dabei redet sie nicht den etablierten „Ernährungsfuzzis des Landes" zu Munde, sondern weist auf eigene Erfahrungen mit über 160.000 Seminarteilnehmern ihrer Ernährungsseminare hin, die überall in Deutschland von Ernährungstherapeuten nach ihrem Trennkostkonzept überaus erfolgreich geführt worden sind.

Besonders die Betreuung von Kurgästen, dabei speziell auch die von übergewichtigen Kindern, verleiht ihr die Kompetenz, ein einfaches Konzept zu entwickeln, das Eltern dabei unterstützt, eine gute, eine gesunde Ernährungsweise für sich und ihre Kinder zu praktizieren.

Es ist Ingrid Schlieske schon lange ein Dorn im Auge, wie nachlässig die sogenannten Ernährungsspezialisten mit dem Thema Ernährung für Kinder umgehen. Da wird mit schlauen Fachausdrücken hantiert und es werden Ratschläge erteilt, die leider meistens am Alltag vorbeischlittern. Hier wird tatenlos zugeschaut, wie unsere Kinder in der Werbung von der Ernährungsindustrie auf Suchtstoffe „angefixt" werden und nichts wird dagegen unternommen. Ingrid Schlieske hat in ihren Schlankheitskuren für übergewichtige und essgestörte Kinder vielfach beobachten können was schief läuft in der Kinderernährung und dass die Familien oft unsicher darin sind, wie sie das verändern können. Aber sie durfte auch erleben, wie einfach es sein kann, da Abhilfe zu schaffen. Sie war selbst erstaunt, wie leicht es ist, Kindern Ernährungswissen zu vermitteln und es mit ihnen gemeinsam umzusetzen. Genau das will sie mit diesem, ihrem Ernährungsratgeber erreichen. Sie will Schützenhilfe dabei bieten, gute Ernährung für Kinder (und Erwachsene) zum Selbstverständnis werden zu lassen.

Dabei hilft ihr auch ihre eigene Erfahrung mit sich selbst. Sie bezeichnet sich als essSüchtigen Menschen, der lange auf der Suche gewesen ist, um ein alltagstaugliches, ein machbares Konzept zu finden. Sie versteht deshalb nur zu gut, wo es hakt und wo dringend die Richtung gewechselt werden muss. Und sie ist glücklich darüber, mit diesem „Wegweiser" einen Beitrag für eine gute, eine gelungene Gesundheits-Entwicklung von Heranwachsenden leisten zu können und wünscht dafür allen Eltern und Verantwortlichen die ehrliche Bilanz hinsichtlich der eigenen Situation und dem entsprechend die Wahl eines optimalen Ernährungsweges.

Ingrid Schlieske

Gesunde Ernährung
für
KINDER

Lecker schmecker - mit vielen Rezepten

Für: Lust auf Leistung, Spaß am Aktiv sein, rasches Abnehmen
Gegen: Mangel an Konzentration, ADHS, Übergewicht

Impressum

Bibliografische Information der
Deutschen Nationalbibliothek:
Die Deutsche Nationalbibliothek
verzeichnet diese Publikation in
der Deutschen Nationalbibliothek,
detaillierte bibliografische Daten
sind im Internet über
www.dnb.de, abrufbar.

© 2016 Ingrid Schlieske
Herstellung und Verlag
BoD Books on Demand, Norderstedt
ISBN 978-3-7448-7472-4

Inhalt Seite

Liebe Eltern, die sich über die allerbeste Ernährung für ihre Kinder vergewissern möchten,

Sie meinen, ich würde mich in bisschen weit aus dem Fenster lehnen mit meinen kühnen Versprechungen, die ich auf der Titelseite meines Ratgeberbuches mache?
Aber nein, ich stehe dazu, denn ich weiß genau, wovon ich spreche, nämlich vom WERT DES ESSENS für den kompletten Menschen, für Körper, Geist und Seele.

Es geht hierbei nicht nur um eine Befriedigung des Hungers, damit der Kreislauf zur Verdauung in Gang gehalten wird, sondern um WERTSTOFFVERSORGUNG.

Wer macht sich denn schon große Sorgen darüber, welche negativen Folgen der regelmäßige Konsum von Fastfood für die Entwicklung eines Kindes haben kann? Und ist Eltern und Erziehern eigentlich wirklich klar, was die vielen Süßigkeiten bei der Kindergesundheit anrichten können?

Halten wir ausreichend dagegen, wenn die Werbeindustrie uns bei allen guten Vorsätzen einen Strich durch die Rechnung macht und schon für kleine Kinder mit List und Tücke genau die Nahrung interessant macht, die mit „tödlicher" Sicherheit in eine Zukunft mit ernährungsbedingten Krankheiten führt? Dazu gehört in vielen Fällen auch das Übergewicht.

Ich möchte allen Suchenden meine Hilfestellung anbieten, damit in der Familie ein gutes Ernährungsmanagement praktiziert werden kann.
Dieses soll einerseits den ernährungsphysiologischen Erfordernissen, andererseits aber auch dem „gesunden Menschenverstand" und den eigenen Erfahrungen folgen.
Sie werden finden, dass ich Ihnen Neues gar nicht bieten kann. Alle meine Hinweise sind Ihnen wohlbekannt.
Meine Aufgabe sehe ich vielmehr darin, diese noch einmal gut zu strukturieren und aufzuzeigen, wo Gefahren drohen und wo wir uns gelassen innerhalb eines sicheren Geländers bewegen können.

Der Mensch folgt naturgemäß seinen Gewohnheiten. Also gilt es, diese zu ermitteln und entsprechend umzubauen.

Ich will Ihnen aufzeigen, wie es (behutsam) möglich wird, schädliche Gewohnheiten zu verwandeln und an ihre Stelle Gewohnheiten zu setzen, die leicht und gerne angenommen werden können.

Ein Appell an Vernunft und Einsicht fruchtet überhaupt nichts, wohl aber köstliche Speisen, die Kinder mögen und die sie dann garantiert auch gerne essen möchten.

Dafür aber müssen unsere Angebote dermaßen oberlecker schmecken, dass keine große Überzeugungsarbeit erforderlich wird.

Lassen Sie uns gemeinsam ein wenig Mühe aufwenden, damit Kind sich genau an die Ernährung g e w ö h n t, die den Grundstein legt, für ein energievolles, schlankes und aktives Leben.

Dabei will ich Ihnen mit allen meinen „essbaren" Erfahrungen zur Seite stehen und kann Ihnen tatsächlich garantieren, dass schon nach wenigen Tagen einer konsequenten Ernährungsumstellung sich sichtbare und messbare Erfolge einstellen.

Für die Eltern nun, die sich bereits auf einem verantwortungsvollen Ernährungsweg befinden, kann ich sicherlich dennoch einige Tipps beisteuern, die für AHA-Erlebnisse sorgen können und eine Bereicherung des vorhandenen Wissens darstellen.

Aber auch, wenn hier die Bestätigung der eigenen Erfahrungen zu finden ist, dürfte es lohnend sein, sich diese hier noch einmal bestätigen zu lassen.

Man möge mir nachsehen, wenn sich in meinem Ratgeber einige Botschaften wiederholen. Das ist nicht zu vermeiden, wenn sie in einem variierten Kontext Sinn machen.

Ich wünsche Ihnen nun viel Spaß bei der Umsetzung aller guten Vorsätze und die nötige Konsequenz, um für sich und die Kiddies den richtigen, den guten Ernährungsweg dauerhaft zu installieren.

Herzlichst,
Ihre Ingrid Schlieske

Was wir unseren Kindern schulden

Darin denken wohl alle Eltern gleich: sie wollen ihren Kindern einen optimalen Start ins Leben ermöglichen. Dazu zählen vor allen anderen Dingen:

Eine gute Gesundheit, eine gute Erziehung, eine gute Ausbildung – und natürlich gaaaaanz viel Liebe.

Die Basis für das gute Gelingen dieser Ziele ist besonders eine wertvolle Ernährung, die Körper und Geist und damit letztendlich auch die Seele mit allen den Nährstoffen versorgt, die für optimales Gedeihen eines Kindes und Jugendlichen erforderlich sind. Eine stabile Gesundheit ist als allerwichtigste Mitgift der Garant dafür, dass der junge Mensch stark und gut gelaunt mit Lust auf Leistung ins Leben starten kann.

Ernährung kann man nicht einfach dem Zufall oder dem Lustprinzip oder den Gewohnheiten überlassen.

Die Zeiten haben sich geändert. Wir leben heute anders als unsere Großeltern und wir brauchen eine andere Ernährungsweise als sie.
Anno dazumal benötigte man den Überhang an Kohlenhydraten, der sich bei schwer arbeitenden Menschen und bei Sportlern in Muskeln verwandelt. Bei unseren Vorfahren waren deshalb Brot und Kartoffeln die wichtigsten Ernährungsgrundlagen. Und Fett und fettes Fleisch war erforderlich, um sie ausreichend zu sättigen. Allerdings fehlte es unseren Vorfahren nicht an Gemüse. So ein üppiges und kohlenhydratlastiges Essen aber wirkt sich heutzutage fatal auf die Gesundheit aus. Leider aber ernähren sich noch immer viele Menschen nach genau diesem alten Muster,

So aber können wir unsere Kiddies nicht mehr ernähren, wollen wir ihnen eine strahlende Gesundheit mit auf den Weg geben, den sie vital und fit gehen sollen.

Lassen wir zu, dass sich unser Nachwuchs haufenweise mit Süßigkeiten, Chips, Kuchen und viel Tierischem versorgt, machen wir uns echt schuldig. Solche Nahrung hat mit *Lebensmitteln*, die ja dem *Leben* dienen sollen, nichts zu tun. Vielmehr wirkt sie wie *Suchtmittel*, von denen man nur schwer wieder loskommt. Auf solche Weise wird die Aussicht auf ernährungsbedingte Krankheiten wie Diabetes, Herzkreislauferkrankungen mit Herzinfarkten und Schlaganfällen, sowie schwache Knochen und Gelenke, vor allem auch Übergewicht, trotz besseren Wissens, billigend in Kauf genommen.

Wie aber kann man falsches Essverhalten, dass nicht zuletzt aus den Verführungsstrategien der Werbeindustrie resultiert, dauerhaft ein Schnippchen schlagen und die Kinder so ernähren, dass ihre Entwicklung auf beste Weise unterstützt wird?

Es liegt in unserer Verantwortung, Kinder an Lebensmittel zu <u>gewöhnen</u>, die nützen und nicht an solche, die wertlos sind und der Gesundheit schaden.

Dazu möchte ich Ihnen Ratschläge aus meinem Erfahrungsschatz geben.
Gehen wir der Sache unbedingt auf den Grund und ermitteln, wie es zu gesundheitsschädigendem Essverhalten kommen konnte und wie man das verändern kann.
Nur dann, wenn wir um die Abläufe in unseren Körper- und Seelensystemen w i s s e n, können wir vorsorglich reagieren. Wir können achtsam sein, wo wir vorher eher nachlässig waren und dem Kind aus falsch verstandenem Erziehungsverständnis, die Wahl der Nahrung überließen.
Führen wir als Eltern uns die Konsequenz einer solchen, dauerhaft betriebenen Nachgiebigkeit in Bezug auf diese Grundsatzfragen vor Augen, kann die Entscheidung nur *für* ein sorgfältiges Ernährungsmanagement ausfallen.

Dafür stelle ich Ihnen eine Reihe von Fragen, deren Beantwortung rasch Aufschluss darüber geben, wo Veränderungen notwendig geworden sind.
Wenn diese Fragen kritisch betrachtet und ehrlich hinterfragt werden, bedarf es keiner weiteren Erklärung.

Hier liegt der Schlüssel dafür, was genau unter die Lupe genommen werden muss und wo neue Wege dringend angesagt sind.
In der Beantwortung dieser Fragen liegt nicht nur die Wurzel eines falschen Essverhaltens, sondern zumeist auch die Basis für die Persönlichkeitsentwicklung des jungen Menschen.

Kommt Ihnen das bekannt vor?

Ihr Kind darf selbst entscheiden, was es essen möchte
Ihr Kind mag kein Gemüse
Ihr Kind wünscht sich immer Nudeln, Pizza, Pasta
Ihr Kind ist ein „Mac Dingsbums-Fan"
Ihr Kind isst viel zu viele Süßigkeiten
Ihr Kind kann sich nicht gut auf das Lernen konzentrieren
Ihr Kind ist oft aufgedreht und kann nicht zur Ruhe kommen
Ihr Kind leidet an Übergewicht
Ihr Kind hat wenig Lust, etwas zu unternehmen
Ihr Kind sitzt viel zu häufig am PC
Ihr Kind hat eine symbiotische Beziehung zu seinem Handy
Ihr Kind ist vom Fernseher kaum wegzubekommen
Ihr Kind hält sich viel zu wenig im Freien auf
Ihr Kind hält sich für unsportlich
Ihr Kind treibt keinen oder kaum Sport
Ihr Kind hat wenige oder gar keine richtig guten Freunde
Ihr Kind hat keine Hobbies, die der Entwicklung nützen könnten

Wenn Sie den überwiegenden Teil der Fragen mit „**JA**" beantworten, ist es dringend notwendig geworden, genauer nachzusehen, mit welchen Nährstoffen der junge Mensch unterversorgt ist. Ernährung ist ja nicht nur ausschlaggebend für die körperliche Befindlichkeit, sondern auch für die Seelenlage. Und daran gekoppelt ist auch ein Suchtverhalten, das sich nicht nur auf Essen und bestimmte Substanzen bezieht, sondern auch auf Verhaltensweisen.

Das Surfen im Internet, das Sammeln von „Freunden" bei Facebook, das ständige Twittern und das laufende Agieren in der virtuellen Welt nimmt oftmals bedenkliche Züge an und wird leicht zu einer Form von Sucht, ohne die das Kind sich leer fühlt und sich langweilt. Oft gehen süchtiges Essverlangen Hand in Hand mit einem inaktiven Leben.

Ist das der Fall, sollen grundsätzliche Veränderungen in der Lebensführung vorgenommen werden, diese genau überdacht und neu geordnet werden. Ernährung ist dafür der erste Schritt.

Weshalb Sie mit mir rechnen können

Ich bin sicher, dass ich für Sie die richtige Ansprechpartnerin in Sachen gesunde Ernährung, insbesondere Kinderernährung, bin. Probieren Sie mein Konzept nur einen einzigen Monat lang konsequent aus und Sie werden feststellen, wie sich Ihr Kind bereits innerhalb so kurzer Zeit in vieler Hinsicht positiv verändert, interessierter am Alltag teilnimmt und auch dem Leistungsdruck in der Schule deutlich besser gewachsen ist.

Ich schreibe dieses Buch als Mutter von 3 Kindern, als Großmutter von 5 Enkelkindern und weil mir dieses Thema eine Herzensangelegenheit ist. Dafür schöpfe ich aus einem reichen Erfahrungsschatz.
Viele Jahre lang habe ich mithilfe von vielen Heilpraktiker*innen, Ernährungsberater*innen, Ernährungswissenschaftler*innen, Ärzt*innen und anderen Therapeut`*innen, in über 500 Städten und Orten in Deutschland Ernährungsseminare nach dem Trennkostkonzept organisiert.
Etwa 160.000 Seminarteilnehmerinnen haben mit unserer Unterstützung und einem genialen Konzept, ihre Ernährung umgestellt und, wenn das gewünscht war, auch ihr Idealgewicht erreichen können.
In dem Zusammenhang will ich keineswegs behaupten, dass Gesundheit und Schlankheit ausschließlich durch die Anwendung der Trennkost zu erreichen ist. Allerdings schwöre ich auch selbst auf diese Ernährungsweise und durfte unzählige Male beobachten, wie leicht es ist, sich von einem so einfachen Geländer geleiten zu lassen und sich sorglos diesem Konzept anzuvertrauen, ohne auf Messen oder ewiges Abwiegen angewiesen zu sein Neben sensationeller Gewichtsabnahme erreichten die Seminarteilnehmer oftmals die seit Langem verlorene Gesundheit. Energie und Lebensfreude kehren zurück, was auf die deutlich verbesserten Blutwerte zurückzuführen ist.
Auch und besonders Kinder sprechen auf diese Ernährungsweise gut an. Auch wenn diese nicht so streng und dogmatisch strukturiert eingehalten wird, wie das die Erwachsenen in der Regel handhaben. Trennkost ist also mein bevorzugter Ernährungsrat. Besonders wichtig aber ist eine sorgsame Auswahl von wertvollen Lebensmitteln.

Auch ohne Trennkostsortierung ist darin ein Garant für gute Gesundheit zu finden.

Kiddies lassen sich auf ungewohntes, aber leckeres Essen durchaus ein, wenn es noch dazu attraktiv angerichtet ist.

Eindrückliche Erfahrungen habe ich auch neben meinen eigenen und innerhalb der Familie erworbene Erkenntnisse machen dürfen, als ich über viele Jahre eine BIOFITNESSS-Farm neben der Arbeit in meinem Seminarhaus leitete.

Hier ging es im Wesentlichen um eine schnelle und nachhaltige Gewichtsreduktion und eine Ernährungsumstellung zur Gesundung und Regeneration.

In den Ferienzeiten betreuten wir auch Kinder und Jugendliche, die abnehmen wollten.

Die Kiddies „erschlankten" bei uns überraschend schnell und das mit Spaß am Essen und gewiss ohne Hunger und Verzicht.

Die Erfahrungen, die ich dabei machte, prägten meine Einstellung zu der heute allgemein praktizierten Kinderernährung.

Wenn die Jugendlichen berichteten, wie ihre Ernährung bis zu dem Aufenthalt bei uns ausgesehen hatten, nimmt es nicht Wunder, dass sie zu viel Pfunde spazieren trugen, schlaff und lustlos abhingen und die schulischen Leistungen auch oft nicht gerade berauschend waren. Auch Sport war für die meisten Kiddies eher ein Schreckensfach.

Ich hege lange schon die Auffassung, dass die heute weit verbreitete Ernährung von Kindern eine einzige Katastrophe ist.

Die Ernährungsexperten meinen es sicher gut, dennoch irren nach meiner Auffassung fast alle, denen ich bisher zugesehen und zugehört habe.

Ich habe mir in den vergangenen Jahren öfter mal Fernsehsendungen, darunter auch Dokumentationen angesehen, in denen demonstriert wird, wie Familien beraten werden, die für sich und ihre Kinder eine bessere Ernährung wünschten. Dies in der Regel, weil alle oder einige der Familienmitglieder gegen ihr Übergewicht ankämpfen wollten. Ja, ich finde sogar, dass hier zumeist kontraproduktiv gearbeitet wurde. Mit den dort vermittelten Ratschlägen kann ich in gar keiner Weise einverstanden sein. Solange empfohlen wird, wie man Pizza zubereitet, damit sie weniger Kalorien auf den Teller bringt und sie dafür mit gesünderem Belag versieht, arbeitet man hier am Thema völlig vorbei.

Die Hauptthemen dort sind dann oft zu meinem Erstaunen, weiterhin auch Nudeln und Brot, die man sich redlich bemüht, auf eine gesündere Basis zu stellen.

Dafür wird Disziplin eingefordert. Witzig! Disziplin, um sich von Sucht zu befreien. Wer nicht begreift, dass Kohlenhydratsucht auch eine Sucht ist, bemüht sich vergeblich.

Die Situation ist wie bei Alkoholikern, denen man ein kontrolliertes Trinken antrainieren will. Man möchte auf die (schädlichen) Gewohnheiten der Probanden Rücksicht nehmen. Im Wesentlichen geht es hier demnach um kleinere Portionen (löblicherweise auch um mehr Obst, Gemüse und Salat). Diese Zurückhaltung soll nun für immer ausgeübt werden …?

Wer weiter so isst, wie er es gewohnt ist und lediglich einige Zutaten verändert, landet wieder in der Falle, der er gerade zu entrinnen sucht

Freilich, in der Zeit der intensiven Betreuung, hat nahezu jeder der Beratungsteilnehmer auch Erfolg. Genauso, wie die Teilnehmer an so spektakulären Sendungen, wie *big loser*. Dabei hilft dann eher der aktuell motivierte Kampfgeist, Gruppendynamik und die eingeforderte Disziplin. Auch Dokumentationen über Schlankheitskliniken für Kinder und Jugendliche finden meinen Beifall nicht. Hier beherrscht Kalorienzählen das Programm. Wenn ich dann noch sehe, dass die bevorzugte Sportart *Joggen* ist, wird meiner Meinung nach klar, weshalb es auf diese Weise nicht zu nachhaltigen Erfolgen kommen kann.

Wer langfristig erfolgreich sein will, muss seine Gewohnheiten konsequent umstellen.

Hier gilt es, eine ganz ehrliche Bilanz zu ziehen: Welche Essgewohnheiten sind denn die Ursachen, dass wir, vor allem das Kind, heute schon Aspiranten für die sogenannten Zivilisationskrankheiten sind? Was ist der Grund dafür, dass es zu Konzentrationsschwäche kommt, zu Energielosigkeit, zu Aufmerksamkeitsdefiziten, zu Tagesmüdigkeit und zu Übergewicht? Und wie ist es zu schaffen, dass Kinder gerne auch Sport treiben? Um diese Fragen ehrlich zu beantworten, ist es wichtig und richtig, genau hinzuschauen und sorgfältig neue Wege zu planen.Wenn ein Kind langfristig abnehmen will, ist es im Übrigen gar nicht nötig, Kalorien zu zählen. <u>Es genügt, die Ernährung auf eine gesunde Basis zu stellen und Sport ins Leben zu bringen.</u>

Durch das Wachstum, viel weniger Kohlenhydrate und etwas Sport, reguliert sich das Gewicht von ganz alleine. Dafür ist eben etwas Geduld erforderlich.

Die Methusalem-Verheißung

Eigentlich sprechen wir hier von einer richtig guten Botschaft: wer wünscht sich nicht, lange, ganz lange zu leben? Und das kann Realität werden. Wir können heutzutage damit rechnen, im Durchschnitt viel älter zu werden, als alle Generationen vor uns. Und unsere Kinder können auf ein noch längeres Leben hoffen. Sprechen wir von HOFFEN?

Klar, das können schöne Aussichten sein, aber eben nur dann, wenn mit einem gesunden, einem energievollen und starken Leben zu rechnen ist.

Wer hat schon Lust darauf, in eine Zukunft zu gehen, in der wir klapprig, dement und pflegebedürftig vor uns hin siechen. Nee, das wären keine guten Nachrichten, wenn die Wahrscheinlichkeit besteht, eine solche Zukunft als Schicksal zu erleben.

Das wünschen wir uns nicht und unseren Kindern erst recht nicht. Vielmehr wollen wir alles tun, damit sie nicht nur ein gutes und sicheres Leben führen können, wir wollen auch dazu beitragen, dass sie furchtlos in die späteren Jahre gehen dürfen. Eigentlich wissen wir genau, wie das geht. Wir können dem entgegen steuern. Das Rezept dafür kennen wir nur zu gut.

Es ist vor allem die Ernährung, die den richtigen Betriebsstoff liefert, damit alle unsere Organe, unsere Zellen, unsere Knochen richtig versorgt werden.

Wir können es nicht oft genug sagen: auch Bewegung an der frischen Luft gehört dazu und ein ausgefülltes, interessantes Leben, das innere Zufriedenheit gewährleistet.

Wer aber denkt, wenn der kindliche Werdegang geplant wird, womöglich an deren Alter schon an deren spätere Jahre?

Ja und hier liegt unsere riesengroße Verantwortung: Wir Eltern legen den Grundstein dafür, dass Kinder ALLES erhalten, was zu ihrem Gedeihen wichtig ist.

Und wir Eltern und Erzieher sind es, die Gewohnheiten prägen, welche ein ganzes, langes Leben gelten. *Weg also mit dem Mist, der Kindergesundheit boykottiert!*

Was wertlose Ernährung der Kindergesundheit antut

Müdigkeit, keine Lust zu Sport und Bewegung, wenig Interessen, schlechte Laune, Konzentrationsschwäche und Aufmerksamkeits-Defizit-Syndrom, darüber klagen Eltern, wie auch Lehrer und Betreuer von Kindern.

PPP- Pasta, Pommes, Pizza,

das sind die drei Lieblingsgenossen der Jugendlichen. Dazu kommen noch Hamburger und Chips in allen Varianten, sowie „Kinderschokoladen" und „Kindergetränke".
Wer solche Gewohnheitsmuster nicht umschreibt und verwandelt in Obst, Gemüse, Salat, mageres Fleisch, Fisch und Soja, wird es lebenslang schwer haben, gegen Übergewicht und andere Zivilisationsbeschwerden anzukämpfen.
Fragen wir die Kinder, was sie gerne essen möchten, sind die Antworten in der Regel alarmierend. Hier haben sich bereits schlimme Gewohnheiten eingebürgert. Die Nahrung wird weitgehend nach dem gewünschten „Mundgefühl" ausgewählt. Die Nudeln mit der passenden Soße flutschen ohne große Kautätigkeit in den Verdauungstrakt. Pommes haben eine knusprige Kruste und ein weiches, Innenleben. Pizza bietet ebenfalls einen Knusperrand und würzigen, fluffigen Belag mit unterschiedlichen Geschmackseindrücken. Genau solche „Mundgefühle" aber werden von der Industrie bewusst *designed*.
Dabei sind die Ergebnisse am erfolgreichsten, die ein Suchtverlangen bei dem Verbraucher erzeugen. Schlimm ist, dass es besonders die Kinder sind, die am empfänglichsten für solche Geschmäcker sind.

Was haben Nudeln mit Kinderernährung zu tun?

Rein gar nichts! Nichts gegen Nudeln, die darf es gelegentlich durchaus geben. Und bei Sportlern verwandeln sich diese Kohlenhydrate ja auch in Muskeln.
Bei bewegungsarmen Menschen allerdings werden sie flugs in reines Fett umgesetzt, siedeln sich um Hüfte und Bauch an und lassen sich von dort nur schwer wieder vertreiben.
Weißes Mehl, Zucker und leider auch ein Zuviel an Kartoffeln, sind unnötige Dickmacher.

Der Konsum von Nudeln und anderen Fastfood-Angeboten muss unbedingt limitiert werden, sollen Kinder sich gesunde Gewohnheiten angewöhnen.

Was sich heutzutage in Sachen Kinderernährung eingebürgert hat, ist eine richtig schlimme Katastrophe.

Hier muss ganz dringend umgedacht werden!
Ein großer Teil der Bevölkerung hat im Laufe der letzten Jahrzehnte Ernährungs-gewohnheiten entwickelt, die der Gesundheit abträglich sind. Und das gilt ganz besonders für das, was Kinder bevorzugen, wenn man sie fragt, und was ihnen auch viel zu oft kritiklos zugestanden wird.

Bei unseren Vorfahren war das noch ganz anders. Es wurde beispielsweise täglich gekocht. Und die Mahlzeiten nahm die Familie in der Regel gemeinsam täglich zu immer der gleichen Uhrzeit ein.
Das Wichtigste aber war, dass Obst, Gemüse und Kartoffeln zu den Grundnahrungsmitteln gehörten, so wie auch ein gutes und gehaltvolles Sauerteigbrot.
Milch war damals eine wertvolle Beigabe, wie auch Quark und Dickmilch und wurde sparsam portioniert und wertgeschätzt. Auch Eier gab es nur gelegentlich, Fleisch nur sonntags. Allerdings wurden die Gemüseeintöpfe mit etwas Speck, fettem Bauchfleisch oder sogenanntem Hühnerklein aufgewertet. Mit Butter und Schmalz ging man sparsam um. Dafür wurden Nüsse gesammelt, wie auch Bucheckern und Beeren im Walde. Pfefferminzblätter, und andere Teekräuter wuchsen auf den Feldwegen und Holunderbüsche spendeten ihre Beeren, die zu Erkältungslikör verarbeitet wurden. Brotbelag bot nicht viel Abwechslung. Er bestand aus Rübensirup, selbstgemachter Marmelade, würzigem Schmalz, Speck und Blutwurst, Leberwurst gab es gelegentlich oder aber etwas Teewurst.
Es ist bemerkenswert, wie sparsam alles verwendet wurde und dass Lebensmittel oder Reste praktisch nie weggeworfen wurden und Abfälle kaum anfielen.

Unsere Vorfahren praktizierten übrigens mindestens zu etwa 85% ihrer Ernährung als Trennkost, ohne diesen Begriff jemals gehört zu haben.

Die Notwendigkeit und die Gewohnheiten diktierten die dafür passende Zuordnung. Dem entsprechend kannten unsere Altvorderen die sogenannten ernährungsbedingten Krankheiten wie Arteriosklerose, Diabetes, Übergewicht oder Verstopfungen fast gar nicht. Die damals üblichen Krankheiten der Gelenke rührten eher von Mangel, also auch Nährstoffmangel her und waren Folgen der schweren körperlichen Arbeit und von Kälte.

Wir aber sind in der Überfülle angelangt, die uns heute gesundheitlich zu schaffen macht und die besonders unseren Kindern schadet.

Schuldiger Nr. 1
Angefangen hat alles mit dem <u>amerikanischen Einfluss</u>. Nach dem Krieg und den vielen Jahren des Hungers und der Entbehrungen, in denen die Nation dennoch interessanterweise so gesund war wie nie zuvor, schwappte ein schädlicher Virus über den großen Teich. Sein Name war *Fastfood*. Alles begann mit Hotdogs und Pommes Frites mit Mayo und Ketchup. Darauf folgten Hamburger in allen Variationen.

Schuldiger Nr. 2
Der deutsche Mensch hatte einen riesigen Nachholbedarf an Essen und lernte nun auch die <u>jugoslawische Küche</u> schätzen. Diese befreundete uns wenigstens mit Salat, denn der unserer Oma war doch eher labberig gewesen, ich denke da nur an die vorgesalzenen und ausgelaugten Gurkenscheiben und die in Dickmilchsoße ertränkten Salatblätter.
Nun aber ging es rund mit riesigen Fleischplatten, Fleischspießen und Hackfleischrollen.

Schuldiger Nr. 3
Einen schlimmen Einfluss hatte auch die <u>italienische Küche</u>. Dabei gilt diese (eigentlich) als beste der Welt. Das ist sie sicher auch. Wir aber importierten die dortige Arme-Leute-Küche, die sich bei uns so eingebürgert hat, als hätten wir sie erfunden.
Früher gab es in den Haushalten selten mal Makkaroni oder Nüdelchen in der Suppe. Heutzutage sind es die Nudeln, die den Ernährungsalltag bei viel zu vielen Menschen, besonders bei Kindern, beherrschen. Ich sage an dieser Stelle noch einmal und immer wieder:

Nudeln sind unversehens zur Kinderernährung geraten. Nudeln sind KEINE Kinderernährung. Ein Teller Nudeln hat kaum Nährstoffe, dafür aber massenweise wertlose Stärke.

Italienisches Essen? Ironischerweise sind die Italiener meistens gertenschlank. Kein Wunder, sie essen in der Regel kleinste Portionen von Nudeln als – Vorspeise. Wohlgemerkt spreche ich nicht von Regionen, in denen wegen der dort herrschenden Armut, die Nudeln erfunden und zur Hauptspeise erhoben wurden. Beispielsweise die Gegend um Neapel. Dort kultivierte man auch die Pizza. Die ist das zweite Übel, das es in jeder Straße, an jeder Ecke und jedem Platz zu kaufen gibt und das man sich komfortabel ins Haus holen kann. Das sind Kohlenhydratbomben und auch Kalorienbomben. Und heutzutage ist oft der Käse auf den runden Dingern noch nicht einmal echt, sondern sogenannter „Analog-Käse", ein wertloses Designer-Produkt, das mit wertvollem Käse absolut nichts zu tun hat.

Schuldiger Nr 4

Aber nicht nur den „Futter-Import" will ich hier an den Pranger stellen. Die sogenannte deutsche Küche tat sich in den ersten Jahrzehnten nach den Kriegsentbehrungen mit üppigen und fettigen Portionen hervor. Wenn von einem Restaurant die Rede war, dann machten die Gasthäuser das Rennen, die riesige Schnitzel auftischten, die „größer waren als der Teller" (war damals eine geflügelte Redensart). Und Steaks mit dem Gewicht von einem Kilo schlugen Konkurrenten aus dem Feld.
Solche XXL-Gepflogenheiten beschränken sich glücklicherweise inzwischen auf einige wenige Restaurants, die es sich auf die Fahnen schreiben, die riesigsten Monsterportionen der Stadt zu servieren. Gesund ist sowas nicht!

Schuldiger Nr. 5

Es ist „IN", dass man sich mal eben etwas Leckeres holt, oder man bestellt sich etwas Leckeres, oder backt sich was Leckeres auf. Es gibt ja tiefkühltechnisch eine Riesenauswahl für jede Geschmacksrichtung.
Fertiggerichte oder Halbfertiggerichte, sogenannte Convenients stehen derzeit leider hoch im Kurs. Man kocht nicht mehr. Man lässt kochen, nämlich in unzähligen Kochsendungen, die das Fernsehangebot beherrschen.

Du meine Güte, was machen wir bloß? Eine solche Entwicklung hat uns überholt. Wie sollen wir der denn nun entgegen wirken?
Umso wichtiger ist es, dass wir für unsere Kinder sorgfältig auswählen, an welche Nahrung wir sie g e w ö h n e n !

Zeitgemäße Kinder-Ernährung sieht anders aus

Ja, ich weiß, das ist nicht so ganz einfach, hier für sich und die Kinder einen richtigen Weg einzuschlagen. Aber immer mehr Menschen sind bereits mit einer Ernährungsumkehr befasst. Besonders junge Leute bevölkern die Bioläden und treffen sich zum Kochen oder zum Salatessen.

Unser heutiges Leben macht eine andere völlig andere Ernährung erforderlich, als sie bei unseren Eltern und Großeltern üblich war. Abgucken können wir uns von ihnen das Selbstverständnis für den täglichen Verzehr von Obst, Gemüse und Salat und Nüssen, so wie den sparsamen Umgang mit tierischen Produkten.

Das Problem findet sich ausschließlich in den fest sitzenden Gewohnheiten. Um die hinter sich lassen zu können, sind attraktive Gegenangebote zu machen, die aber nicht allzu arbeitsaufwändig sein dürfen, damit die Bequemlichkeit nicht doch wieder die Oberhand gewinnt.

Es gilt nun, völlig neue Ess-Gewohnheiten zu installieren und entschlossen schädliche Essgewohnheiten loszulassen.

Das bedeutet vor allen Dingen: weg von den vielen konzentrierten Kohlenhydraten, die schlapp, müde und dick machen, hin zu den Nahrungsmitteln, die nützlich sind für Konzentrationsfähigkeit, Ausdauer, eine schlanke Linie, Kraft und gute Laune. Zu den empfehlenswerten Nahrungsmitteln gehören deshalb Vollkornprodukte (auch diese begrenzt), Fisch, Geflügelfleisch, gute Öle, leckere Sojaprodukte, Gebäck ohne Mehl, viel rohes und gekochtes Gemüse und eben Obst, auch Trockenobst und Nüsse, sowie Salat. Sojagerichte stehen übrigens geschmacklich denen aus Fleisch nicht unbedingt nach.

Jeder schädlichen Gewohnheit kann immer eine positive Gewohnheit entgegengesetzt werden.

Wer einmal erfahren hat, wie gut es ihm gehen kann, wenn der „richtige Betriebsstoff" in Form von wertvoller Nahrung gewählt wurde, meidet krankmachende Strukturen.

Auweia – gib acht auf das, was Du isst!

Ein Beispiel für den Speiseplan, wie er <u>NICHT</u> aussehen soll

- Brötchen mit Kochwurst, dazu Kakaodrink
- Baguette zum Überbacken mit Limo
- Bäckerstücke und Milch
- Teller Nudeln mit Energy-Drink
- Tüte Chips
- Schokoriegel

Sie meinen, hier lesen Sie über einen Extremfall, so krass kann es doch gar nicht sein? Oh doch! In einem Großteil der Familien sind solche Extreme traurige Realität. Und das sind nicht etwa nur Familien, die sehr auf den Cent gucken müssen.

Wer sich und seine Kinder so bedenkenlos ernährt, legt damit den Grundstein, um die Gesundheit zu ruinieren und gewährleitet, dass der junge Mensch schon bald, aber spätestens im Erwachsenenalter, mit genau den ernährungsbedingten Erkrankungen konfrontiert wird, die heute die Arztpraxen füllen oder die als schicksalsgegeben akzeptiert werden.

Es soll auch nicht verschwiegen werden, dass Menschen, die sich derart nachlässig ernähren, eine geringere Lebenserwartung haben und es riskieren, im Alter gebrechlich zu sein.
Wir als Eltern haben diese große Verantwortung, eine solche Entwicklung zu verhindern. Ein gutes Ernährungsmanagement, das mit dem *Umschreiben* der Gewohnheitsmuster beginnt, ist unsere Pflicht.

Willkommen also für Nahrung, die gesundheitlichen Nutzen bringt!

Bedenken wir doch einmal, dass ein Ausspruch wie „*aber das esse ich doch so gerne!*", immer nur auf Gewohnheiten abzielt, die sich auch umgewöhnen lassen.
Für fast alle Geschmacksrichtungen, an denen man so „hängt", gibt es total lecker schmeckende Alternativen, auf die man seine geschmackliche Fantasie richten kann.

Ein Beispiel für den Speiseplan, wie er <u>IN ETWA</u> aussehen soll

- Etwas Obst (Weintrauben, Pflaumen, Kirschen, Nektarinen, Mandarinen, Pfirsiche Ananas, o. a.)
- Muntermachermüsli mit Apfel, Orange oder anderem Obst
- Ein vollwertiges Schulbrot, dazu geschnittenes rohes Gemüse und Nüsse
- Powerdrink aus Soja-Milch oder Joghurt und pürierten Früchten (täglich)
- Salat oder Gemüse mit Soja, Tofu, Fisch oder Fleisch, als Dessert gebratenes Obst
- Nussriegel, oder Apfelcrepes aus Kichererbsenmehl*, oder Hirseflocken-Plinsen mit wenig Zucker o. a.
- Gemüsecremesuppe mit Butterbrot und Kresse, Gemüsepfanne mit Tofu, Kartoffeln mit Quark, gutes Brot mit wertvollem Belag oder Eiweißbrötchen
- Kleines Dessert: Apfelmus, Joghurt mit Honig, Joghurt mit Obst selbst bereitet (nicht als Fertig-Joghurt)

Wer sein Kind auf solche Weise verköstigt, hat alles berücksichtigt, was nicht nur den neuesten Studienergebnissen entspricht, sondern was Kindern auch richtig gut schmeckt.

Weltweit, in anderen Ländern und Kontinenten gilt eine sorgsame Ernährung als allerbeste Gesundheitsvorsorge, wie es auch bei unseren Vorfahren selbstverständlich war.
Auch in den sogenannten „Armuts-Ländern" sind Obst, Gemüse, Zwiebeln und ein gutes Öl, sowie Naturreis und Nüsse die Basis für eine gesunde Ernährung.

Die heutzutage vielfach angebotenen Nahrungsmittel sind nur zu oft zum großen Teil denaturiert, ihnen sind die Wertstoffe entzogen und die Bevölkerung ist an solchen wertlosen Geschmack gewöhnt worden und hält ihn für die Normalität.

Fastfood macht dumm

Gibt es denn Fastfood, das sich für eine gesunde Kinderernährung eignet?

Na, nicht wirklich! Aber - wieso kochen, wenn es doch an jeder Ecke genau die Gerichte zu kaufen gibt, die unseren Geschmacksnerven entsprechen? Und diese Leckereien sind noch nicht einmal wesentlich teurer, als wenn man sie selbst bereitet. Oder?

Es ist ungeheuer hip, sich mal eben unterwegs was mitzunehmen, oder noch besser, sich einfach mit ofenfrischen Leckereien beliefern zu lassen.

Da gilt es dann schon, die eigene Denkzentrale v o r solche Gepflogenheiten einzuschalten, denn mit dem regelmäßigen Verzehr von diesen schnellen Appetizern gibt man die Kontrolle über die eigene Nährstoffversorgung weitgehend ab.
Noch wichtiger aber ist die Überlegung, was den Kindern angetan, ja *angetan* wird, deren Speisezettel mit Fertiggerichten oder Schnellimbiss-Snacks gefüllt ist.

Denn – es gibt <u>unbestrittene</u> Studien, die vielfach belegen, dass der regelmäßige Verzehr von Fastfood auf Dauer dumm macht.

Der Grund dafür sind verwendete Geschmacksverstärker, schlechte, verbrauchte Fette und auch Zucker und andere Zusatzstoffe, die vom Verbraucher nicht immer auszumachen sind.

Es ist erwiesen: Junkfood lässt das Gehirn schrumpfen
Zu viel ungesundes Essen kann ganze Hirnregionen schrumpfen lassen und damit einen Teufelskreis in Gang setzen, der das gesamte Essverhalten negativ beeinflusst und schlimme Folgen haben kann.
Eine weitere unerwünschte Nebenwirkung kann die Gewichtszunahme sein, die in der Kindheit angelegt und im Erwachsenenalter nur schwer wieder unter Kontrolle zu bringen ist.
Zwei Studien belegen die Vermutung, dass EssSucht und wertloses Essen eine gefährliche Wechselwirkung nach sich ziehen können, in denen langfristig auch ein Grund für Persönlichkeitsveränderungen zu finden ist.

Übergewicht boykottiert normales Essverhalten
Übergewicht kann auch, nach einer Studie von *Antonio Convit* und seinem Team (Kline Institute für Psychiatrieforschung in New York) der Grund dafür sein, dass bestimmte Belohnungs- und Appetitzentren bei Übergewichtigen im Großhirn kleiner als gewöhnlich sind und Strukturschäden aufweisen. Erhöhte Entzündungswerte im Nervensystem der übergewichtigen Menschen deuten darauf hin, dass die Schädigungen immer weiter voranschreiten.

Solche Gehirnveränderungen scheinen einer der Hauptgründe dafür zu sein, dass besonders übergewichtige Teenager oftmals ein ungezügeltes Essverlangen an den Tag legen.

Ernährung hat Einfluss auf Verhaltensweisen
Paul Thomson (kalifornische Universität in Los Angeles) sah bei Messungen der schrumpfenden Hirnregionen bei Übergewichtigen die Studien von *Convit* bestätigt und vermutet zusätzlich auch negative Folgen der Veränderung im „Mandelkern", der maßgeblichen Hirnregion in der Suchtforschung. Hier passiert nicht nur die Regulierung von Appetit und Heißhunger, hier wird Einfluss genommen auf Entscheidungsprozesse und Verhaltensweisen. Hier kann also langfristig die Selbstkontrollfähigkeit eines Menschen negativ beeinflusst werden.

Zuviel Zucker und zu viel ungesättigte Fettsäuren
Terry Davidson (Purdue Universität in West Lafayette in Illinois) glaubt beweisen zu können, wie sich falsche Nahrung auf die Gehirnentwicklung von Tieren und Menschen auswirkt. Dafür weist er auf Studien von seinem Doktoranden *Scott Kanoski* hin. Dieser hat aktuell eine Studie darüber veröffentlicht. Forscher fanden Hinweise darauf, dass eine Ernährung, die - vergleichbar mit typischer ungesunder westlicher Kost - reich an Zucker und gesättigten Fetten ist, in Mäusen wie Menschen, zu Beeinträchtigungen der Denkleistungen führen kann, und zwar schon bevor die Betroffenen dick werden. Der Grund dafür sind eben die dadurch entstehenden und beschleunigten Entzündungsprozesse. Weiter kann die Durchlässigkeit der Blut-Hirnschranke verändert werden, wodurch eine Beeinträchtigung der Hirnstruktur begünstigt wird.

Die Veränderungen in Denkleistung und Essverhalten bleiben dabei vermutlich über viele Jahre unbeachtet. Doch spätestens im fortgeschrittenen Alter kann es zu ernsthafteren gesundheitlichen Beeinträchtigungen kommen. Es gibt genügend Hinweise darauf, dass

<u>Demenzerkrankungen</u> durch Ernährung, Übergewicht und die damit verbundenen Entzündungs- und Gefäßprobleme begünstigt werden".

Die Gefahr lauert besonders in Fertiggerichten

Gemeinsam sind sie besonders gefährlich: der Geschmacksverstärker *Glutamat* und die sogenannten *Trans-Fette* in *Fastfood und Fertiggerichten*.

In einer neuen wissenschaftlichen Studie wurden die Versuchsmäuse durch die Kombination der industriellen Zutaten bemerkenswert fett und überdies vergesslich. Ursache dafür war das ihnen verabreichte Futter, das mit der üblichen industriellen Nahrung in Supermärkten und Schnellrestaurants vergleichbar ist. Zellbiologen und Diabetesforscher in der Klinik von König Faisal (Saudi Arabien) untersuchten die Wirkung von Fett und Glutamat auf das Erinnerungsvermögen und auf das Körpergewicht. Ihre Studie beweist die Gefahr für Geist und Figur und macht, besonders in der genannten Kombination nicht nur dick, sondern auch dümmer. Sie verstärken sich wechselseitig in ihrer negativen Wirkung auf die geistigen Fähigkeiten.

Glutamat ist in unzähligen industriellen Lebensmitteln zu finden. Beispielsweise in vielen Tütensuppen, Nudelsaucen, Salatdressings, Chips, Wurst und anderen Fleischprodukten.

Künstliche Transfette erleichtern die Produktion von Keksen, Kartoffelchips, Margarine, Tütensuppen und Fertigsoßen, werden aber auch bevorzugt zum Braten von Hamburgern oder zum Frittieren von Pommes Frites und anderem Fast Food eingesetzt. Solche speziellen Transfette werden künstlich von der Industrie extra für diese Zwecke hergestellt. Besonders wird vor den künstlichen Transfetten gewarnt, die sich oft hinter der Bezeichnung „gehärtete Fette" verstecken.

Wer sich bevorzugt von Burger, Fertigpizza & Co. ernährt, läuft Gefahr, dass seine Intelligenz rapide abnimmt. Wenn er übergewichtig ist, umso mehr.

Ernährung ist ein wichtiges Projekt für die ganze Familie. Bei allen diesbezüglichen Entscheidungen sollte man sich immer die Frage stellen:

Ist diese Nahrung gerade gut genug für mein Kind? Fördere ich hiermit die Entwicklung meines Kindes in körperlicher und geistiger Hinsicht? Oder fügt es meinem Kind langfristig sogar Schaden zu?

So kann es besser sein - Ernährungswegweiser

Also immer nur Gesundes essen? Nein, nicht immer, Ausnahmen steckt der Körper weg. Aber grundsätzlich muss und soll die Nahrung der Gesundheit und dienen und nachhaltig gute Wirkung gewährleisten. Hier sind also meine Vorschläge für eine abwechslungsreiche Gestaltung des Kinder-Speisezettels:

Das Frühstück

Vergessen Sie die klugen Ratschläge der Ernährungsindustrie in Bezug auf die nahrhaften Grundlage, die ein Frühstück für das Kind darstellen sollte. Morgens wird der Tag in Sachen Ernährung programmiert. Vergessen Sie Brot oder Frühstücksflocken oder Fertigmüslis, Nutella & Co., auch den Kakaotrunk oder gar Brötchen. Und servieren Sie nur selten die vielgepriesenen Frühstücksflocken, auch wenn diese mit allerlei „Wertstoffen" und sogar Cerealien (!) prahlen. Die meisten von ihnen haben einen hohen Zuckeranteil (bis zu 48% lt. BILD-Test). Solche Frühstücks-Empfehlungen sind überholt. Stattdessen rate ich zu einem *Powerfrühstück*, das genau die richtigen Nährstoffe bietet, die einen optimalen Einstieg in den Tag gewährleistet.

Bereiten Sie dem Kind ein besonderes Müsli. Keine Angst, das geht ruckzuck und schmeckt so dermaßen gut, dass Kind sich schnell daran gewöhnen wird, den Tag mit einer Frischemahlzeit zu beginnen, statt mit Kohlenhydratbomben belastet zu sein.

Der wichtigste Effekt eines solchen Müslis ist, dass es basenbildend wirkt, nicht als ein Säurebildner, wie das Brotfrühstück. Somit wirkt es von Natur aus gegen Müdigkeit und Schlappheit.

Ein Muntermachermüsli besteht aus:
- Quark (oder Joghurt, oder Sojajoghurt) für starke Knochen, liefert Kraft u. Sättigung
- Walnüssen (auch andere Nüsse) als Brainfood zur Steigerung der Denkfähigkeit
- Rosinen für den süßen Geschmack (ggf. etwas Birnendicksaft o. Palmblütenzucker).
- Leinsamen als Mineralstoffquelle für die Elastizität der Gefäße und Gelenke und zur Darmpflege
- Obst der Saison liefert Vitamine und Pflanzensekundärstoffe für das Immunsystem

Ein solches Müsli ist, wenn abends die Zutaten bereitgestellt werden, morgens in 3 Minuten bereitet. Dieses samt dem Raspeln eines Apfels oder das Schneiden des Obstes. Damit wäre widerlegt, dass mit dem Herstellen so eines Müslis, großer Zeitaufwand verbunden sein muss. Vielmehr ist es blitzschnell bereitet und schmeckt einfach nur gut.

Das Schulbrot

Hierfür eignet sich ein gutes Vollkornbrot. Das kann auch fein vermahlen sein und muss nicht zwangsläufig ganze Körner enthalten. Die Sorten dafür sollten immer mal gewechselt werden, da alle Getreidesorten eine andere Nährstoffzusammensetzung haben und unterschiedlich verdaubar sind. Ein Wechsel der Nahrungsmittel übt immer einen Reiz auf die Verdauungsorgane aus und macht den Darm fit für unterschiedliche Herausforderungen.

Es empfiehlt sich, dem Schulbrot intensive Aufmerksamkeit zu schenken, es soll immer eine Überraschung bieten, das Kind soll sich darauf freuen können.

Ich liste hier einmal Beispiele auf, die sich auch für Mischköstler eignen. Wer sich für die vegane Ernährung interessiert, wird in meinem Buch, an dem ich bereits arbeite *Berlin is(s)t VEGAN* zusätzlich fündig. Trennköstler finden Beispiele in meinem Buch *Trennkost – der Geheimcode der Prominenz.*

Vorschläge für belegte Schulbrote mit:
- Frischkäse mit Radieschenscheiben belegt (mit wenigen Körnchen Salz bestreuen)
- Räucherlachs auf wenig Butter
- Roher Schinken oder gekochter Schinken
- 1 Spiegelei, platt gebraten
- Butterbrot, dazu ein kleines Glas mit Tofu-Fleischsalat t
- Scheibe Hähnchenbrust, gebraten mit Gurkenscheibchen
- Schafskäsecreme
- Tofuleberwurst
- Gebratene Räuchertofuscheiben auf Salatblättern
- Die vielen verschiedenen Käsesorten

Zum Brot immer: Radieschen, Karotten in lange Stifte, Kohlrabischeiben, Rüblistückchen, Paprikaschote in Stiften, Blumenkohlröschen, Selleriestangen. Wichtig ist hier, dass alles mundgerecht geschnitten und lecker anzusehen ist.

Obstbeilage immer, im Glas oder in Dose geschnitten: Weintrauben, Mango, Erdbeeren, Pfirsich, Nektarinen, Apfelspalten, Melonenstücke, Feigen, Orangenspalten, Mandarinen, Trockenobst, o. ä.

Nüsse: ein kleines Tütchen mit Nüssen oder Sojaknackies*, Flips, Cashew-Cluster o. a.

Ein solches Schulbrot liefert dem Kind den erforderlichen BETRIEBSSTOFF für Kraft und Leistungsfähigkeit gleich zu Tagesbeginn.

Das Mittagessen

Hier kommt es darauf an, wie die Gepflogenheiten in der Familie sind.
Meine Vorschläge für Mittagessen und Abendessen sind grundsätzlich austauschbar.
Wichtig alleine ist, was der Gesamttag an Nährstoffen enthält.

Wenn etwas vorbereitet wird oder wenn es schnell gehen soll:
- IMMER 1 Kraftdrink aus Sojamilch und Obst (täglich zu einer passenden Zeit)
- Fertig geschnittener Salat kann „eingetuppert" im Kühlschrank stehen. Dressing separat dazu.

Dazu gibt es, je nach Wahl
- Gekochte Eier, BIO Ehrensache
- Thunfisch in Öl (Öl ausgedrückt), unbedingt BIO, da sonst hoch belastet
- gebratene Räuchertofustücke
- Tofubratlinge frisch aus der Pfanne, die kalt schmecken, oder angebraten werden können
- Erdnüsse, gesalzen, evtl. kurz ohne Fett in der Pfanne geröstet
- Sonnenblumenkerne, Sesamkörner in der Pfanne ohne Fett angeröstet:
- Sojaschnetzel*, gewürzt und gebraten
- Champignons, kleine, gewürzt, gebraten, oder in Scheiben
- Avocado in Würfeln
- Schafskäse oder Mozzarella oder Halloumikäse (gebraten)
- Halloumikäse gebraten oder paniert gebraten
- Sojabratlinge kalt oder aufgebraten

Die Kaffeezeit

Das ist die Zeit, in der auch mal ein wenig genascht werden darf, denn Süßes grundsätzlich zu streichen, halte ich für falsch. Es hat sich erwiesen, dass Kinder, die in dieser Hinsicht abstinent leben müssen, „gierig zuschlagen" wenn sich die Gelegenheit dafür ergibt (habe ich auch bei Kindern mehrfach erlebt, die Schüler einer Waldorfschule waren).

Sinnvoll ist es deshalb, Leckereien zuzubereiten, deren Zutaten man kennt und deren Zusammensetzung man selbst bestimmen kann. Und – ein bisschen „Sünde" muss einfach mal sein ...

Hier also meine Vorschläge:

- Studentenfutter
- Nussriegel, Sesamriegel, Saatenriegel*
- Honigbrot
- Hirseflocken-Plinsen
- Wrap, gefüllt mit vegetarischen Köstlichkeiten
- Getrocknete Früchte
- Fruchtsalat
- Naturreis mit Zucker und Zimt
- Sojajoghurt auf Früchten oder gemixt
- Vollwert-Griespudding mit Sojamilch, Fruchtmus
- Vollwert-Schokoladenpudding mit Sojamilch, Vanillesoße mit Sojasahne
- Vegane Gummibärchen* (viel Zucker, aber muss auch mal sein)
- Gebratene Obstscheiben mit etwas Salz

Das Abendessen

- IMMER vorher eine Gemüsecremesuppe (schnell gemacht oder eingefroren)
- Pellkartoffeln mit Quark
- Pellkartoffeln mit Quark, vegane Variante
- Gefüllte Paprikaschoten mit Reisnudeln
- Gefüllte Paprikaschoten, vegane Variante
- Soja-Hackbratlinge mit Möhren und Erbsen, Kartoffeln
- Hackbratlinge mit Kürbismus und gebratenen Tomaten

- Sahnegeschnetzeltes mit Blumenkohl und Eiweißnudeln (Paprikaschoten/Zwiebeln)
- Nudeln mit Soja-Soße Bolognese
- Cevapcici mit Krautsalat
- Soja-Gyros mit Tzaziki
- Wintereintopf mit Kürbis
- Kürbis-Kohl-Schnetzel-Auflauf
- Kichererbseneintopf mit Kürbis
- Kichererbsensalat mit Avocado
- Vollwertreis mit Gemüse und Tofu und Lemongras
- Gemischte Gemüsepfanne mit Glasnudeln und Tofu in Mandelkruste
- Eiweißbrötchen
- Eiweißbrötchen mit Hamburger
- Eiweißbrötchen Belag, Käse, Wurst, Fleisch, Scheiben von Räuchertofu, Bratling mit Käse überbacken
- Die unterschiedlichsten Gemüsezubereitungen

Snacks zwischendurch

- Zauberglas   (siehe ERNÄHRUNGSWEGWEISER)
- Studentenfutter, Nüsse, gemischt mit Trockenobst
- Brainfood
- Nussriegel, verschiedene Sorten
- Trockenobst
- Soja-Knackies*
- Soja-Flip*
- Trockenobst
- Rosinen
- Sojamilchdrink   (siehe Rezepte
- Sojajoghurt-Drinks
- Desserts   (siehe Rezepte)

Was ist mit Limonaden, Saft, Kuchen Schokolade und Eis?

Limonaden

Es tut mir Leid, aber daran ist nichts Empfehlenswertes zu finden. Meistens sorgen naturidentische Aromastoffe für den Geschmack und allerhand Zusatzstoffe sind der Grund dafür, dass die ganze Chose von Gesundheit weit entfernt ist. Auch Energiedrinks halten nach meiner Auffassung absolut nicht, was sie versprechen. Weder ihr üppiger Zuckeranateil, noch Süßstoffe dienen der Gesundheit und der Energie. Stattdessen kann Direktsaft (nicht Nektar) zu einer frischen und guten Limonade bereitet werden. *Rezept*: 1/5 Fruchtsaft mit 4/5 stillem oder kohlensäurehaltigem Wasser vermischen.

Saft

Saft ist kein Getränk. Leider. Es ist eher ein Dessert oder auch mal eine Süßigkeit zwischendurch.

Das gilt auch für frisch gepresste Säfte. Diese jedoch versorgen den Körper wenigstens mit einer ordentlichen Portion von Vitaminen und Mineralstoffen. Genauso ist das mit den frisch gepressten Gemüsesäften. Vitaminhaltig JA und auch voller Mineralstoffe.

Aber etwas Wesentliches fehlt dem Saft. Im vollständigen Obst und Gemüse sind wertvolle Ballaststoffe enthalten, die zur optimalen Verdauung von Obst und Gemüse von der Natur vorgesehen und dafür benötigt werden.

Auch stecken in den ausgepressten Resten noch besonders viele Pflanzensekundärstoffe, die der Gesundheit dienen. ***Also: wenn möglich, das komplette Obst oder Gemüse verzehren.***

Kuchen, Eis, Schokolade?

Kommt sowas denn überhaupt noch vor, auf dem Kinder-Speisezettel? Aber klar doch, aber nicht immerzu. Es ist völlig in Ordnung, einmal wöchentlich Kuchen zu essen. Und beispielsweise einmal wöchentlich eine Portion Eis und einmal wöchentlich Schokolade. Es wäre anzuraten, dafür feste Tage einzurichten.

Ich habe mal gelesen, Königin Sylvia von Schweden hätte ihren eigenen Kindern erlaubt, samstags einen *Naschtag* zu genießen. Sie hat auch der schwedischen Bevölkerung geraten, das für alle Kinder so zu handhaben, damit nicht unkontrolliert und zu jeder Zeit, Zuckerhaltiges gefuttert wird. Solche Gepflogenheit hat anscheinend viel Anklang gefunden.

Mich hat mal eine 15-jährige, die mit ihren Eltern bei mir ein Trennkostseminar besuchte, gefragt, ob sie denn nun keine Schokolade mehr essen dürfte, denn die mag sie doch so sehr. Ich antwortete ihr, dass sie keineswegs verzichten müsse. Sie solle doch beispielsweise den Mittwoch zum Schokoladentag erklären. Der Tag sähe dann so aus:

Morgens Müsli, Schulbrot wie immer, zum Mittagessen eine ganze Tafel (!) Schokolade. Danach ein großer Salat mit einem Joghurtdressing (Basenausgleich für die säurebildende Schokolade). Dann den Tag über alles wie gewohnt.

Ich habe ihr versprochen, dass es ihr ganz leicht fallen würde, nach wenigen Wochen die Größe der Schokoladenportion zu verkleinern. Alleine, dass hier nichts verboten ist, wirkt schon Wunder und lässt die Gier nicht ausufern.

Und Eis? Zu einem gelungenen Sommer gehört auch gelegentlich eine ordentliche Portion Eis. Wenn ich sage „gelegentlich", meine ich, vielleicht einmal pro Woche einen Eisbecher, oder zweimal pro Woche ein kleineres Eis.

Einem ansonsten gesund ernährten Kind kann man eine solche Leckerei durchaus öfter mal erlauben.

Ganz ähnlich sollte es mit dem Kuchenverzehr gehalten werden. Wer ständig süßes Gebäck isst, verfällt leicht der Kohlenhydratsucht. Wenn es den Kuchen aber nur noch einmal pro Woche gibt, zum Beispiel sonntags, sieht man darin ein Highlight und freut sich auf den Genuss, der nicht alltäglich ist.

Powerdrink

In indischen Restaurants wird oft Mangolassi serviert. Das ist eine Art von Smoothie, also Joghurt, Wasser und leicht gesüßt, das Kindern besonders gut schmeckt.

Wir bereiten unseren Kindern auch ein leckeres Powergetränk, das ganz ähnlich aussieht, ähnlich schmeckt und ein ähnliches Mundgefühl bietet und das jeden Tag serviert werden sollte – weil es Gesundheit pur ist, die Gefäße elastisch hält, die Knochen stärkt und noch dazu saugut schmeckt.

Die Zutaten sind: Sojamilch und Früchte. Je nach der natürlichen Süße der Früchte, kann zum Nachsüßen ein wenig (1 TL) Birnendicksaft oder Palmblütenzucker verwendet werden.

Hier erhalten die Kinder eine schöne Portion von wertvoller Sojamilch, die Kalzium und andere Mineralstoffe, sowie gutes Eiweiß liefert.

Man kann Sojamilch inzwischen überall kaufen. Bitte achten Sie darauf, dass Sie ein Produkt wählen, das möglichst wenige oder keine Zusatzstoffe enthält.

Wer sie jedoch selbst bereitet, hat sie immer frisch und völlig ohne Zusätze, auch ohne Konservierungsstoffe im Kühlschrank stehen, wo sie sich ohne Probleme 10 Tage hält.
Es lohnt sich deshalb die Anschaffung eines eigenen Sojamilchbereiters*. So ein Gerät stellt über 2 Liter Milch aus 150 g Sojabohnen her.
Es lässt sich leicht errechnen, dass sich eine solche Anschaffung schnell bezahlt macht, denn so kostet ein Liter „frisch gemolkene Sojamilch" nur etwa 40 Cent.

Zutaten für Powerdrink:
200 ml Sojamilch oder Sojajoghurt
1 dicke Scheibe Ananas oder eine Banane, kein Süßen erforderlich
100 g Erdbeeren etwas Birnendicksaft empfehlenswert
1 mittelgroßer Apfel oder Birne kein Süßen erforderlich

Wahlzutaten sind:
Pfirsiche
Nektarinen
Pflaumen
Feigen
Melonen
Mangos
Wenn Joghurt genommen wird, eignen sich Säfte
Weintraubensaft rot oder hell
Frischer Orangensaft
Johannisbeersaft
Holundersaft
Kirschen entsteint
Himbeeren
Waldbeeren
Und andere Zutaten nach Lust und Laune

Eine gute Ernährung muss keine Frage des Geldes sein

Ich kann es nicht bestreiten: wer finanziell gut gestellt ist und nicht auf den Cent schauen muss, kann sich aus der Fülle der Angebote bedienen. Gutverdienende können sich sorglos auf ihr Ernährungsmanagement konzentrieren und genau das kaufen, wonach der Appetitsinn steht und was dennoch gut auf den gewünschten Speiseplan passt.

So höre ich dann auch öfter, dass meine Ernährungsempfehlungen doch eher etwas teurer sind und sich mit einem schmalen Geldbeutel kaum realisieren lassen.

Einer solchen Meinung möchte ich hiermit widersprechen. Allerdings, das will ich zugeben, bedarf es einer guten Planung, wenn man sparsam haushalten will, wenn für wenig Geld eingekauft werden muss. Aber – ich kann auch einen kleinen Vorteil in einer solchen Lage erkennen. Denn Verbraucher, die üppig wirtschaften können, kaufen, was die Angebote verlockend machen. Sparsame richten sich nach den Angeboten der Saison, die, je nach Jahreszeit und Reifemonat günstiger zu erwerben sind. Dafür gibt es dann ganz oft auch sehr attraktive Aktionen.

Die Notwendigkeit, sich nach der Saison zu richten, hat also einen unschätzbaren Vorteil, den die berühmte Kräuterfrau Grete Flach (+) aus Büdingen/Hessen einmal so formulierte:

„Wenn ihr gesund sein wollt, müsst Ihr Euch von den Früchten der Region ernähren!"

Danach empfahl sie also das Obst und Gemüse, das uns von der Natur zu bestimmten (Jahres) -Zeiten zugedacht wurde und das genau dort gedeiht, wo die Menschen leben, die sich davon ernähren sollen.

YIN und YANG sind auch in der Ernährung wichtige Kriterien
Ich habe mich mit der Yin- und Yang-Zuordnung der Lebensmittel, die ich in meinem Buch *EssSucht – 8 einfache Regeln*, beschreibe, näher befasst. Daraus wird ersichtlich, dass eine Ernährung, die sich auch danach richtet, sich diesbezüglich ausgewogen zu versorgen, als Heilernährung bezeichnet werden kann.

Kommen wir zurück zu der jeweiligen Erschwinglichkeit der Lebensmittel: dafür ist es natürlich empfehlenswert, sich auch nach Aktionen und Angeboten zu richten. Besonders aber können Einsparungen erreicht werden, wenn der Konsum von tierischen Produkten eingeschränkt wird und Obst, Gemüse, Salat, z. B. kurz vor Marktschluss eingekauft wird.

Ein richtig guter Tipp ist es, in kleinen, stadtnahen Gemeinden anzurufen und zu fragen, ob und wo es dort Bäume gibt, die kostenlos geerntet werden dürften. Sie werden erleben, dass man auf diese Weise erstaunlich oft fündig wird. Und ich meine, für das Ziel, viel wertvolles und frisches Obst zu erobern, lohnt sich auch ein wenig Aufwand.
Ein Ausflug mit Freunden und Kindern kann dann sehr ergiebig, noch dazu vergnüglich sein und riesigen Spaß machen.

Ich habe lange auf dem Land gelebt und weiß, wovon ich spreche. Oft genug habe ich selbst an Rändern von Straßen und an Feldrändern Kirschen, Pflaumen, Äpfel, Beeren, Holunderbeeren, Haselnüsse und Walnüssen, die sonst niemand gepflückt hätte, in großer Menge geerntet.

Ich möchte an dieser Stelle auch wieder einmal auf Soja hinweisen. Dieses „Fleisch vom Felde" ist pro sättigende Portion (25g Trockengewicht) äußerst preisgünstig, wie auch sein Produkt, das TOFU, das ebenfalls als idealer Proteinlieferant zu leckeren Gerichten, verarbeitet werden kann,
Einfallsreich und gut zubereitet, sind auch Kinder für die abwechslungsreichen Gerichte zu begeistern. Auf die Sojamilch für Powerdrinks, sowie zum Bereiten von Puddings und Gebäck, habe ich ja schon hingewiesen. Hier ist die Basis für eine wirklich sinnvolle Ernährung für Kinder zu finden.

Ich habe Soja und Sojaprodukte vielfach mit einem Sternchen* versehen. Diese Produkte kenne ich gut, habe sie zum Teil selbst entwickelt und kann sie guten Gewissens empfehlen. Sie sind beim www.VegetarischerVersand.de in Hamburg zu beziehen.

Sauer macht müde, schlapp und lethargisch

Damit nun sind keineswegs saure Getränke oder Nahrungsmittel gemeint, vor deren Verzehr gewarnt wird, Vielmehr geht es um den Säurezustand des Blutes, von dem unsere gesundheitliche und seelische Befindlichkeit weitgehend abhängt.

„Ich bin sauer!" Dieser allbekannte Ausspruch hat durchaus eine tiefe, ja wichtige Bedeutung und weist nicht nur auf eine negative Gemütslage hin..

Vielmehr geht es um einen realen, nachmessbaren, körperlichen Zustand. Es geht um die Übersäuerung des Blutes.

Ausgelöst wird eine sogenannte „Übersäuerung" durch den übermäßigen Verzehr von *säurebildender Nahrung* wie Brot und andere Getreideprodukte, Zucker und Süßigkeiten und auch Fleisch und Eier.

Die Folge ist das chronische Müdigkeitssyndrom, das heutzutage weit verbreitet ist. Dabei könnte der Großteil der Betroffenen diese „neue Krankheit" in den allermeisten Fällen mit einer konsequenten Ernährungsumstellung innerhalb kürzester Zeit überwinden.

Auch Krankheiten wie Krebs, entstehen erst im sauren Körpermilieu. Hier heißt also die Devise: basenbildender Nahrung den Vorzug zu geben.

Von Übersäuerung hört und liest man laufend, ohne dass der Bürger sich eine Vorstellung machen kann, was genau damit gemeint ist. Deshalb will ich kurz erklären, wie es durch eine Übersäuerung des Gewebeblutes zu Müdigkeit, Leistungsabfall und Unternehmungsunlust, ja auch zu vielen Erkrankungen kommen kann:

Der wichtige und richtige PH-Wert des Blutes
Das Blut im menschlichen Körper hat ziemlich genau den PH-Wert 7,4 und ist damit schwach basisch (7 = neutral, Richtung 14 basisch, Richtung 0 sauer). Liegt der Blutwert unter dem Normalwert 7,4, gilt der Körper (das Blut) als übersäuert.

Nun besitzt der Körper einen genialen Regelmechanismus, der in der Lage ist, den PH-Wert im großen Adersystem konstant zu halten. Dazu bedient er sich der Mineralstoffe im Gewebeblut, die den Basenwert ausgleichen können und schiebt dafür die Säureschlacken in das Körpergewebe mit den kleinen Kapillaren. Dadurch entsteht folgende Wirkung:

Das Blut in den großen und kleinen Adern dient ja als Träger von Sauerstoff und Nährstoffen. Für den Sauerstoff sind die *Erythrozyten* (rote Blutkörperchen) zuständig. Diese haben eine „windschlüpfrige" Gestalt und können auch durch kleine Äderchen hindurch gelangen, die schmäler sind als sie selbst.

In einem sauren Körpermilieu verlieren sie jedoch an Elastizität, sie versteifen und können in den kleinen Kapillaren für einen Stau sorgen.

Dadurch kommt es zu verzögertem Sauerstofftransport und zu behindertem Austausch von Gewebeflüssigkeit in den kleinen Gefäßen, die dadurch Gefahr laufen, bei andauernder Stausituation brüchig zu werden. Die erforderliche Versorgung des Körpers mit Nährstoffen wird dadurch behindert. Damit das Blut dennoch durch die Äderchen gelangt, ist erhöhte Energie erforderlich. Das Herz muss eine größere Pumpleistung erbringen, und benötigt dafür einen größeren Energieaufwand, die Gefahr von Thrombenbildung ist zudem erhöht.

Müdigkeit und Energielosigkeit ist also eine logische Folge der Übersäuerung.

Bei einer guten und ausgewogenen Ernährung kommt es in der Regel gar nicht zu solchen Übersäuerungs-Zuständen. Bei Übersäuerung ist es relativ einfach, wieder in eine basische Situation zurück zu kommen und/oder diese zu erhalten. Dazu gehört, dass täglich Obst, Gemüse und Salat verzehrt wird und wenig Tierisches auf den Teller kommt. Bereits nach einer einzigen Woche der konsequenten Ernährungsumstellung erniedrigen sich die Harnwerte des Blutes m e s s b a r. (Überschüssige Harnsäure ist Grund für Gichtentstehung)

Die Trennkost, beispielsweise, bietet dafür eine ideale Basis.

Es ist kein Zufall, dass sich die schlanke und fitte Prominenz aus Wirtschaft, Kultur und Politik, weitgehend an dieser einfachen Ernährungsweise orientiert. Jede Ernährung, die genügend Basenbildner enthält, wirkt positiv auf das gewünschte Gesundheitsziel.

Lassen Sie sich nicht verrückt machen durch immer neue Studien

Gerade in Sachen Ernährung kursieren die abenteuerlichsten Thesen. Da werden unzählige Studien veröffentlicht, die oft genug zu ganz unterschiedlichen und gegenteiligen Ergebnissen kommen. Der arme Verbraucher versucht zwischen solchen komplizierten „Fakten" durchzusteigen und weiß gar nicht, was er nun essen soll und was weniger empfehlenswert, vielleicht sogar schädlich ist. Man muss einigen Horrorberichten zufolge zwangsläufig zu dem Schluss kommen, wie Erich Kästner das dereinst so schön formulierte: „seien wir ehrlich, das Leben ist immer lebensgefährlich!" Und ganz genauso stellen sich die modernen und noch moderneren wissenschaftlichen „Belege" dar.

Fast jedes Lebensmittel war irgendwann auf dem Index gelandet und offensichtlich scheint Essen eine höchst gefährliche Angelegenheit zu sein, mit der man große gesundheitliche Risiken eingeht.

Selbst die bekannten Ernährungsfuzzis des Landes, wie Professor Pudel (AOK) und Udo Pollmer (Lebensmitteltechnik), die von den Medien als Ernährungsexperten gehandelt werden, geben Empfehlungen, bei denen sich mir die Haare sträuben. Sollte da die Gastro-Industrie, wie z. B." McSowienoch" ihre profitorientierten Händchen im Spiel haben?

Auch mit der sogenannten „Ernährungspyramide" der Deutschen Gesellschaft für Ernährung kann ich mich nicht einverstanden erklären. Immerhin ist die dort ursprünglich empfohlene Kohlenhydratbasis mit reichlich Getreide und somit auch Brot und Nudeln, eine Etage höher gerutscht.

Statt sich verunsichern zu lassen, können wir getrost auf die Erfahrungen unserer Vorfahren bauen und auch über den Tellerrand blicken, nämlich, wie sich andere Nationen erfolgreich gesund ernähren. Und wir müssen unbedingt auch den eigenen gesunden Menschenverstand einschalten.

Was sich erst einmal verwirrend und kompliziert darstellt, lässt sich in ganz kurze Regeln zusammenfassen, die sich eigentlich von selbst erklären.

Wer nach solchen Richtlinien lebt, tut richtig viel für sein Wohlergehen und vor allem für das seiner Kinder:

Die „guten Sachen" auf dem Teller

Obst, Gemüse, Salat (bevorzugt aus der Region und nach der Saison)
Nüsse – jede Nusssorte hat andere wertvolle Nährstoffe
Samen – veredeln auch Salate
Trockenobst – ihnen wird Anti-Aging-Wirkung nachgesagt
gute Öle – sollen kaltgeschlagen hergestellt sein
wenig Butter – ist kleinen Mengen gesund
weniger Milchprodukte – sie sind für viele Menschen nicht gut verträglich
weniger Tierisches - hier sind die Haupt-Säurebildner
Regelmäßig Soja und Sojaprodukte - für Knochengesundheit und Gelenke
Möglichst Vollwertiges – Denaturiertes ist seines Wertes beraubt
Möglichst wenig Zusatzstoffe – hier sitzen die Allergieauslöser
Möglichst Unbehandeltes – nur die Natur bietet Stoffe, die der Gesundheit dienen
Weniger Zucker und Süßigkeiten – Vitaminräuber, Räuber von Mineralstoffen
Wenig Weißmehlprodukte – zu viel Stärke, kaum Wertstoffe
Gutes Wasser ausreichend trinken (Wasserzusammensetzung ist auf Etikett ersichtlich)

Ist doch eigentlich ganz einfach, oder? Und von Verboten lesen Sie auch hier nichts.
Es ist wahr, manche Nahrung muss limitiert werden, anderer wird der Vorzug gegeben. Dafür ist es eben wichtig, für die Auswahl der Lebensmittel klare und konsequente Prioritäten zu setzen.

Für manche Leute ist es zu kompliziert, sich in Sachen Ernährung kundig zu machen und eine bessere Wahl von Lebensmitteln zu treffen.
Wer so denkt, ist einfach zu bequem, die „ausgetretenen Pfade" zu verlassen und nimmt sich selbst die Chance, herauszufinden, was eine gute Ernährung für ihn tun kann.

Gesunde Ernährung ist einfache Ernährung und leicht umzusetzen, wenn man sich denn dazu entschließt.

Vegetarische Empfehlungen für Kinder?

Ich kann und will es nicht verhehlen, ich bin Vegetarierin. Und bevorzugt lebe ich auch vegan. Nur die Eier und Fisch sind von meiner Speisekarte nicht gestrichen.
Aber – wie immer bin ich für Fair Play. Als extrem freiheitsliebender Mensch liegt es mir fern, jemanden missionieren zu wollen.
Zudem gehöre ich nicht zu den kriegerischen Vegetariern, die ihre Ernährungsweise als die einzig richtige erachten.

Es ist die ureigene Entscheidung eines jeden Menschen, wie er leben möchte und wovon er sich ernähren will.

Schließlich soll dies kein vegetarisches Buch werden, sondern eine Orientierungshilfe für Eltern, die ihr Kind besser ernähren und ihm in dieser Hinsicht die allerbeste Schützenhilfe für eine gesunde Zukunft bieten wollen.

Meine Ernährungsempfehlungen sind also nicht nur nützlich, wenn man sich für die vegetarische oder die vegane Variante entscheidet oder die Trennkost bevorzugt.

Auf meiner ehemaligen BIOFITNESS-Farm kochte ich für die Kurgäste und natürlich auch für die Kinder auch knusprige Hähnchenkeulen und bereitete eine deftigen Rinderbraten. Bei mir gab es also einmal wöchentlich Fleisch.
Allerdings warne ich auf alle Fälle vor einem Zuviel an tierischen Nahrungsmitteln.

Meine Zubereitungsempfehlungen hier in diesem Buch beziehen sich also auch auf Fleischrezepte, wenn man sich dafür entscheiden möchte. Rezepte dafür muss ich Ihnen nicht unterbreiten, diese sind allseits bekannt.

Lediglich Hinweise für eine leichtere, eine gesündere Zubereitung, die auch für Traditionsrezepte anwendbar sind, möchte ich Ihnen ans Herz legen, weil es einfach zeitgemäß ist, nicht mehr die Kochgewohnheiten unserer Vorfahren zu praktizieren.
Leckere Rezepte von Oma lassen sich jedoch problemlos, mit einiger Überlegung, in eine, für unsere Generation bekömmlichere Variante überführen.

Zubereitungs-Tipps

An dieser Stelle will ich ein paar Hinweise für die Zubereitung von kalorienarmen, aber schmackhaften Soßen und Panaden geben, die nicht nur Vegetariern schmecken.

Soßen

Es ist einfach überholt, Soßen mit einer Schwitze anzudicken oder mit Soßenbindern. Federleicht und dennoch vielseitig lässt sich folgende Basis zubereiten:

Blumenkohl weich kochen und pürieren. Dieses Püree ist im Geschmack neutral und kann beliebig gewürzt, als Grundlage für unterschiedliche Soßen Verwendung finden.

Dafür empfehle ich die verschiedenen Gewürzmischungen, die ich selbst vor einigen Jahren für den Vegetarischen Versand* aus Bio-Kräutern zusammengestellt habe und die jedem Gericht den gewünschten typischen Geschmack verleihen.

Dazu können Sie Tomaten schmoren oder Tomatenmark für eine Tomatensoße mit Gewürz Bolognese kombinieren oder ganz viel Zwiebeln braten und mit Grill-Brat-Gewürz eine deftig kräftige Soße servieren.

Mit dem Gewürz Sahne-Geschnetzeltes und viel frischem Dill lässt sich eine spezielle Soße abschmecken, die zu Soja wie auch zu Fisch oder Fleisch gereicht werden kann.

Das Curry-Gewürz verleiht Soßen für Gerichte mit orientalischem Touch die spezielle Note. Nehmen Sie das Allroundgewürz Gemüseconsommé und kreieren eine würzig-neutrale Soße, die Sie mit grünem Pfeffer, frischem Schnittlauch, viel Petersilie oder Minze aufpeppen können.

Immer jedoch verfeinere ich die Soße mit Sojasahne*, die inzwischen in meiner Küche der Schlagsahne und der Creme fraîche den Rang abgelaufen hat.

Der Varianten sind viele und Ihrer Fantasie sind keine Grenzen gesetzt. Sie werden mit Ihren Soßen, die so kalorienarm und wohlschmeckend sind, viel Beifall, auch Ihrer Gäste, ernten.

Panaden

Wenden Sie das Bratstück aus Soja, Tofu oder Fleisch in Sojamilch und lassen es einen Moment antrocknen (nicht trocknen). Dann wälzen Sie es in der Panade und braten es vorsichtig in Butterschmalz* oder Öl oder Kokosöl* (dann ist es vegan) in der Pfanne.

Panaden: Gewürzte geriebene Mandeln, Gemisch von 1/3 Gemüsesconsommé und 2/3 Kräuter der Provence, gewürzte Semmelbrösel, oder andere, selbst gewürzte Panaden.

Milch - der vielgelobte Saft

Ich weiß nicht recht, ob ich zu dem Konsum von Milchprodukten überhaupt raten soll. Ich selbst bin Rheumatikerin und nur beschwerdefrei, wenn ich auf Milchprodukte ganz verzichte. Ich kenne zudem recht viele Leute, auch eine Reihe von Kindern, die unter einer Lactose-Intoleranz leiden.

In Deutschland ist eine gänzlich lactosefreie Ernährung kaum möglich, da in vielen Fertiggerichten, wie Pizza, , Suppen, Desserts, Speiseeis, Senf, ja auch in Zahnpasta und Kosmetika versteckte Lactose zu finden ist, die der Industrie als billige Füllmasse dienen.

Eine Studie der Universität in Toronto besagt zudem, dass der Kuhmilch wohl die Entstehung von Diabetes vom Typ I zuzuschreiben sei.

Eine Reihe von Wissenschaftlern warnt davor, Säuglingen Kuhmilch zu verabreichen, weil das noch unfertige Immunsystem des Darms das artfremde Eiweiß durchließe. Kuhmilch sei damit ein häufiger Grund für die Entstehung von Allergien.

Unbestritten stecken in der Milch wertvolle Substanzen, die aber über eine vollwertige Ernährung ebenfalls bezogen werden können. Wenn jedoch mit dem Verzehr der Milch und ihrer Produkte tatsächlich die Knochengesundheit unserer Bürger gewährleistet würde, müssten wir das Land der starken Knochen sein. Aber eher das Gegenteil ist der Fall. Immer mehr Bürger leiden an „Rücken" und Gelenkverschleiß. Ist der übermäßige Milchverzehr daran schuld?

Dabei lässt die Industrie sich immer noch mehr „leckere Milchzubereitungen" einfallen. Und die Werbeindustrie verheißt Eltern und Kindern Gesundheit und Fitness durch den Verzehr der verführerisch bunten und zumeist süßen Pracht. Hier aber ist eher Vorsicht anzuraten, denn viele Zusatzstoffe sind so risikofrei nicht. Wer denn also Quark oder Joghurt essen möchte oder Appetit auf fruchtige Milchgetränke hat, sollte sich diese grundsätzlich selbst mit frischen Früchten bereiten und den Verzehr in Maßen halten.

Milch also JA o d e r NEIN. Hier lässt sich offensichtlich keine klare Antwort finden, denn es gibt glühende Befürworter der Milch und energische Gegner mit guten Argumenten. Hier ist es, wie so oft mit der Beweisführung, dass die eigenen Erfahrungen entscheiden sollten.

Die RICHTIGE Ernährung ist super-wichtig für unruhige Kinder mit vermindertem Aufmerksamkeitsvermögen und mit Lerndefiziten

Wie ein Virus verbreitet sich das Aufmerksamkeits-Defizit-Hyperaktivitäts-Syndrom **ADHS**, von dem eine wachsende Anzahl von Kindern und Jugendlichen inzwischen betroffen ist.

Und dagegen soll eine andere, eine dafür speziell empfohlene Ernährung wirklich eine Rolle spielen?

Darauf kann ich nur mit einem eindeutigen JA antworten.Ich weiß wovon ich spreche, denn innerhalb meiner Familie habe ich (hautnah also) eigene Erfahrungen machen können.

Zudem hat dieses Thema in der von mir viele Jahre lang betriebenen Heilpraktikerschule und in dem Seminarhaus für Meridian-Energie-Therapieausbildungen, eine zentrale Rolle gespielt. Denn dort ging es oft genug um die Behandlung von Kindern, ihren Beschwerden und ihrem Verhalten, sowie ihren Auffälligkeiten.

Für einen nachhaltigen Heilungserfolg jedweder Art ist es immer wichtig, auch die Lebensgewohnheiten der Patienten zu beleuchten. Und dazu gehören als wichtigste Erhebung die Ernährungsgepflogenheiten. Das gilt ganz besonders auch für die Ursachenforschung des ADHS.

Ich habe über ADHS eine Reihe von Studien, unzählige Empfehlungen, ja ganze Bücher gelesen und mich mit anderen Therapeuten ausgetauscht.

Dabei habe ich mich schon immer gewundert, dass Ernährungsempfehlungen in den meisten Fällen nur Anmerkungen waren und nicht den allerwichtigsten Stellenwert bei der Behandlung erhielten.

Durch meine eigenen Familien-Erfahrungen (ich nenne hier aus sicher nachvollziehbaren Gründen, das betreffende Kind X) und durch mehrfache Anschauungen bei einer Reihe von anderen betroffenen Kindern, bin ich zu Schlüssen gekommen, dass die, in fast jedem, mir bekannten Fall, empfohlene Ernährung eine Verbesserung der Situation ermöglichen konnte. Denn um eine schwierige Situation handelt es sich ja zweifelsfrei für alle Beteiligten, das Kind und die Angehörigen, wenn ADHS im Spiel ist. Ich will an dieser Stelle nicht näher darauf eingehen, wie sich ein Kind fühlt, das wegen seiner unruhigen Auffälligkeit und der fehlenden Konzentration ständig aneckt und ich möchte auch nicht erörtern, wie sehr Eltern, ja die ganze Familie belastet ist, wenn Kinder oder Jugendliche anscheinend außer Rand und Band geraten sind und man hilflos den Ausbrüchen oder auch dem oftmals aggressiven und unangepasstem Verhalten gegenüber steht.

Meine Aufgabe sehe ich lediglich darin, darauf hinzuweisen, welche positive Rolle eine sorgsam ausgewählte Ernährung besonders für diese Kinder spielen kann. Das Beste daran ist, das es sich dabei um genau die Ernährungsform handelt, die Kindern allgemein gut tut.

Freilich, jedes Kind, jeder Jugendliche ist anders geartet und man kann nicht pauschal versichern, dass bestimmte Veränderungen der Lebensumstände die Lösung des Problems gewährleisten.

Aber ich selbst konnte mich mehrfach davon überzeugen, dass einige wichtige Maßnahmen tatsächlich in der Lage sind, den Werdegang eines jungen Menschen mit ADHS zu erleichtern und den Umgang mit ihm und für ihn zu entschärfen.

Eine sorgsam zusammengestellte Ernährung ist nur *ein* wichtiger Punkt. Ich will ‚hier‘, der Vollständigkeit halber, auch noch andere Ratschläge kurz ansprechen, damit Betroffene tatsächlich gleich aktuelle Hilfestellung erfahren, wenn sie sich davon überzeugen wollen, dass es außer Retalin & Co. auch noch eigene, ganz natürliche Möglichkeiten gibt, Betroffene in Eigenhilfe wirkungsvoll zu unterstützen.

Die wichtigsten Punkte dafür sind:

- Ernährung
- Finden eines passenden Hobbys, das mit „Herzblut" betrieben werden kann und den Ehrgeiz weckt
- Körperliches Auspowern durch passenden Sport, aber auch Arbeit
- Konsequentes Stärken des Selbstwertgefühls und der oft bemerkenswerten Begabungen
- Konsequentes Durchsetzen von Regeln im Umgang miteinander

Sie sehen schon, die Empfehlungen, die für ADHS-Kinder ausgesprochen werden, decken sich weitgehend mit den Ratschlägen, die für ein gesundes Gedeihen der jungen Menschen Geltung haben. Auf den Folgeseiten finden Sie einige Ernährungs-Beispiele dafür.

ADHS – Ernährung: *Es empfiehlt sich, folgende Nahrung weitgehend zu meiden*

Kuhmilch und Milchprodukte, Hühnerei
Weizen und glutenhaltiges Getreide
Puddingpulver
Fertig-Backmischungen, Marmeladen, Margarine
Schokolade und Süßigkeiten, Kaugummi Zucker
Frühstücksflocken oder Fertigmüsli's
Chips und Knusperriegel
Fertiggerichte, Pizza, Fastfood
Würstchen, Wurstwaren, Pökelfleisch, Geräuchertes
Zitrusfrüchte
Limonaden, Colagetränke, Energydrinks
Säfte aus Nektar und Sirupen
Schmelzkäse, weiche Käsescheiben
Synthetische Lebensmittelzusätze, Konservierungsstoffe
Naturidentische Zusätze
Geschmacksverstärker, Glutamat
Konservierungsmittel aller Art

ADHS – Ernährung: *Es empfiehlt sich, folgende Nahrung zu bevorzugen*

Trockenobst und Rosinen statt Süßigkeiten
Rohes Gemüse gegen Übersäuerung
Rohes Obst, möglichst aus BIO-Anbau
Klares Wasser oder Selterswasser, ggf. mit kleinem Schuss Traubensaft statt Limo
Glutenfreies Brot backen oder kaufen
Gemüsegerichte und Salate abwechslungsreich bereiten
Sojafleisch oder Tofu, genfrei, Fleisch aus Biohaltung (hormonfrei)
Sojabohnen, geröstet, Sojaflips
Nussmischungen als Brainfood

Finden eines passenden Hobby's

Ich weiß, es ist nicht so ganz leicht, ein von Grund auf unwilliges und unkonzentrierte Kind, für ein ernsthaft zu betreibendes Hobby zu interessieren. So muss einige Mühe darauf aufgewendet werden, hier fündig zu werden. Wenn man aber wenigstens andeutungsweise die Richtung der Interessen kennt, darf anfänglich durchaus auch mal sanfter und liebevoller, aber ausdauernder Druck ausgeübt werden, damit Kind „bei der Stange bleibt".

Mein Beispielkind X war schon als kleiner Junge extrem quirlig gewesen und kaum zu bändigen. Leider wusste man damals noch nichts über den Zusammenhang zwischen Verhaltensauffälligkeit und Ernährung und auch gar nichts darüber, was außerdem noch unternommen werden könnte.
Aber sein Hobby fand X ganz alleine. Schon im Vorschulalter interessierte er sich für alles Gewürm, für Käfer und für Raupen. Später dann waren es die Blindschleichen und Echsen, die seine Aufmerksamkeit fesselten.
Die Eltern waren wenig entzückt über das Getier, das ständig nach Hause geschleppt wurde und in Gläsern und Kästen überall im Hause wohnte. X streifte täglich in der Natur umher und wurde nicht müde, das Haus weiter zu bevölkern. In den Buchten der Kellerfenster z. B. hausten mindestens 50 Kröten, die einen durch die Fensterscheiben anglotzten, wenn man die Treppe herunterkam. Das Kind hatte also zu tun. Und da es mit Beginn der Pubertät auch ein kleiner Angeber war, wurde Fahrradfahren zur Kunst erhoben, mit der man andere Leute, besonders Mädchen mit artistischen Kapriolen beeindrucken konnte. Auch mit dem Salto vom 3-Meter-Sprungbrett im Schwimmbad. Alles das betrieb der Junge mit großem Ehrgeiz. Und die Schule? Das war über die Jahre eine einzige Katastrophe. Er verschliss tatsächlich 12 Schulen und Internate, die immer heilfroh waren, wenn sie diesen Störfaktor endlich wieder loswerden konnten. Denn er ließ nichts aus, um immer wieder, äußerst kreative Anlässe dafür zu finden, ihn von der Schule zu verweisen. Dabei war er ein durchaus nettes Kind. Hilfsbereit und witzig. Aber seinen Grundschulabschluss schaffte er nur mit Mühe und Not, obwohl er extrem lernfähig war und heute mehrere Sprachen spricht. Zeitweise galt er sogar als lernbehindert, bis seine Mutter einen Test im Schulamt durchsetzte, der bewies, dass der Junge über einen IQ verfügte, der zu Beginn der Hochbegabtenzuordnung lag.
Sein Hobby, die Liebe zu Reptilien und Amphibien hat er nach vielen Umwegen, die abenteuerlich genug waren, zum Beruf gemacht. In seiner Branche hat er jetzt, längst erwachsen und selbst engagierter Vater, einen bedeutenden Namen. Aber noch heute ist er

ein unruhiger Geist, der selbst von sich sagt, dass er ununterbrochen das Bedürfnis habe, zu arbeiten und zu forschen. Nur darin findet seine überschüssige Energie Ruhe und Ziel.

Körperliches Auspowern
Wie man seiner Veranlagung zu extremer Unruhe und zu Mangel an Konzentrationsfähigkeit Herr werden und sie sogar für eine beispiellose Karriere zu nutzen versteht, beweist der amerikanische Schwimmweltmeister **Michael Pheps**.

In Phelp´s Jugend wurde bei ihm eine Aufmerksamkeitsdefizit-Hyperaktivitätsstörung (ADHS) diagnostiziert. Zur Kompensation und auch durch den Einfluss seiner älteren Schwestern, begann Phelps im Alter von sieben Jahren zu schwimmen. Er selbst berichtet immer wieder, dass er, besonders durch die körperlichen Herausforderungen, gelernt habe, überschüssige Energien zu steuern. An diesem Beispiel ist zu erkennen, wie wichtig Sport für jeden Heranwachsenden, besonders aber für ADHS-Betroffene sein kann.

Energetisches Einwirken auf das Selbstwertgefühl
Hier können *Meridianklopfen* und *BSFF* (Be Set Free Fast) echte Hilfestellung bieten. Ich will hier nicht ausführlich darauf eingehen, weise aber auf die Möglichkeit hin, Kindern und Jugendlichen beispielsweise das *Thymusklopfen* beizubringen, mit dessen Hilfe es möglich ist, Mut und Durchsetzungsvermögen zu steigern und eine positive Lebenseinstellung einzuprägen. BSFF ist eine Variante dieser Methode. Damit ist auch Kindern möglich, das eigene Unterbewusstsein zu program-mieren und sich als hilfreichen Kumpel ins Boot zu holen. BSFF beschreibe ich in meinem Buch *Japanisches Heilströmen PRAXISBUCH*. Aber auch in dem Buch MERIDIANKLOPFEN zur Selbstheilung. BSFF ist leicht zu erlernen, sodass auch Jugendliche es spannend finden und sich zu eigen machen können, um siegreich den Alltag und die Schule bewältigen zu können.

Loben kostet gar nichts und tut auch nicht weh
Also kann ich den Familien und auch den Menschen, die mit dem ADHS-Kind zu tun haben empfehlen, nicht mit Lob und Anerkennung zu sparen.

Da wir es hier häufig mit einem besonders intelligenten Menschen zu tun haben, dessen Fähigkeiten sich nur zu oft hinter einem ruppigen oder uninteressierten Äußeren verbergen, sind wir alle aufgefordert, sorgsam hinter die Fassade zu sehen, um dem Heranwachsenden dabei behilflich sein zu können, einen, nämlich seinen eigenen, Weg zu finden.

ADHS-Kind landete versehentlich in unserer Ferienbetreuung: Beispiel für Auspowern
Auf meiner ehemaligen BIOFITNESS-Farm betreute ich neben Erwachsenen ja gelegentlich auch übergewichtige Kinder und Jugendliche. Ohne Ausnahme konnte ich bei allen den jungen Gästen beobachten, dass eine vollwertige Ernährung und viel Bewegung sich insgesamt positiv auf ihr Verhalten und ihre Konzentrationsfähigkeit auswirkten.

In einer der angebotenen Ferienzeiten meldeten Eltern auch einen 9-jährigen Jungen telefonisch an. Seine 8-jährige Cousine sollte wenige Tage später ebenfalls anreisen. Meine Fragen nach dem Übergewicht wurden eher ausweichend beantwortet, was mir leider erstmal nicht auffiel. Meine Bedenken wegen des Alters wurden zerstreut, mit dem Argument, die Kinder wären sehr selbstständig und ihrem Alter weit voraus.

Als der Vater den Jungen brachte, sah ich zu meinem Erstaunen, dass es sich um ein rankes und schlankes Kind handelte. Genau das sagte ich auch dem Vater, denn es waren ja drei Aufenthaltswochen für ihn und zwei für das Mädchen vorgesehen. Der Vater winkte nur ab und versicherte mir, es ginge hauptsächlich um gesunde Ernährung, sein Sohn könne auch durchaus ein Kilochen abnehmen und er würde sich auf die Zeit bei uns freuen.

Mir war nicht wohl bei dem Gedanken, das Kind auf der Farm zu behalten. So lud ich den Vater ein, am Abendessen teilzunehmen und sich danach mit mir zu besprechen, ob es überhaupt Sinn machen würde, das Kind bei uns zu lassen. Das aber lehnte er ab und ehe ich mich versah, war er entschwunden und ich stand da mit Kind und dessen Gepäck.

Schnell stellte sich heraus, dass der Junge, ein hübscher und netter Bengel, mehr benötigte, als eine Ernährungsumstellung. Hier hatten wir einen klaren Fall von ADHS und der Kleine mischte die Farm dann auch ganz schön auf. Die anderen Jugendlichen, meistens deutlich älter als er, gingen nicht zimperlich mit der kleinen Nervensäge um. Ständig gab es Zank und Streit und nicht selten ein Riesengeschrei.

Hilfe! Wir waren auf die hier offenbar nötige therapeutische Einwirkung gar nicht eingerichtet. Unser Anliegen war, nachhaltige Gewichtsreduktion zu erwirken. Der Junge war bei uns völlig fehl am Platz. Und die kleine Cousine, die uns auch im Eilverfahren von einer Freundin der Familie, die sich sonst als nicht zuständig erklärte, gebracht wurde, stand ihrem Cousin an Lebhaftigkeit und Super-Power kaum nach.

Meine Versuche, die Eltern der beiden zu erreichen, blieben vergeblich, die hatten, nach Aussage der Kinder, ihren Urlaub angetreten.

Also was blieb uns übrig, wir mussten sehen, wie wir mit der Situation fertig werden und wir wollten natürlich erreichen, dass die Kinder von dem Aufenthalt bei uns dennoch profitierten. Ich will hier nicht beschreiben, wie sämtliche Aktivitäten im Beisein der beiden Rangen abliefen. Wir mussten ständig auf dem Sprung sein, um zu regulieren und zu bremsen und vor allem, um die beiden zu beschäftigen. Das gelang interessanterweise z. B. besonders gut unserer Küchenfrau Anita, einer patenten und durchaus manchmal etwas schroffen Person. Die nämlich ließ sich von den Kindern in der Küche helfen, wies sie an und lobte, lobte, lobte, schimpfte aber auch mit barscher Stimme nicht zu knapp. Die beiden Rangen hörten auf sie und erschienen jeden Tag bei ihr in der Küche. Anita hielt das anscheinend auch gut aus.

Wir anderen aber stöhnten täglich. Vor allem beim Sport wurden unsere Nerven tüchtig trainiert. Die des Teams und die der anderen Kiddies auch.

Dennoch, nach einigen Tagen bereits schien sich der Sturm etwas zu legen. Ich hatte das Gefühl, dass die beiden Zappelphilippe ein klein wenig ruhiger wurden und sich besser in die Gruppe einfügten, einfügen wollten. Kein Grund, um Hurra zu rufen, aber es wurde erträglicher mit den Zweien, die wie Pech und Schwefel aneinander klebten und keine Gelegenheit ausließen, irgendwas anzustellen.

Ich habe in diesen Fällen extrem darauf geachtet, was von ihnen gegessen wurde. Keine Reduktionskost jedenfalls. Das hätte noch gefehlt, wenn es bei den zwei drahtigen Kindern auch noch zu Gewichtsverlust gekommen wäre ...

Als hilfreich stellten sich wirklich alle unsere sportlichen Unternehmungen heraus. So bekamen die zwei Wirbelwinde zusätzlichen Unterricht in Boxen und dem damit verbundenen Reaktionstraining. Sie wurden beim Ballspielen kräftig umhergejagt und mussten bei den täglichen Wanderungen echt Strecke machen. Unser Betreuungsteam ließ die beiden nicht eine Sekunde aus den Augen, achtete darauf, dass sie ständig beschäftigt waren und abends völlig ausgepowert ins Bett fielen. Das alles zeigte Wirkung. Ein bisselchen nur, aber immerhin. Mir war klar, dass diese an sich netten Kinder genau das brauchten, was wir nur im Ansatz leisten konnten, nämlich eine sinnvolle Ernährung, körperliche Auslastung und genügend Aufmerksamkeit von uns allen.

Später erfuhr ich, dass die Mutter des Jungen, von der die Kinder abgeholt wurden, Psychologin war. Witzig! Dass ich ihr unmissverständlich das „Wort zum Sonntag" sprach, ist wohl verständlich.

Und dass wir aufatmeten, weil die Verantwortung endlich von uns genommen war, auch!

Kinder können übrigens abnehmen wie der Wind

Hier will ich von den Jahren erzählen, in denen ich die BIOFITNESS-Farm im Vogelsberg geleitet habe, in der sich zu den Ferienzeiten Kinder einfanden, die abnehmen wollten und sollten. Diese Gruppe wohnte zusammen mit einer Betreuerin auf einer Extra-Etage mit eigenem Wohnzimmer und Esszimmer. Diese Gemeinschaftsräume wurden Kiwozi (Kinderwohnzimmer) und Kiesszi (Kinderesszimmer) von den Jugendlichen genannt.

Ich berichte hier von einer Osterferienzeit, als die Farm von sieben Jugendlichen frequentiert wurde, denen es jedes Mal gelungen war, allein in diesen zwei Wochen, ihrem Idealgewicht sehr nahe zu kommen. ***Und das gelang ohne Ausnahme!*** Dem Betreuungsteam war es jedes Mal fast unheimlich, wie schnell diese jungen Gäste ihr Übergewicht verabschieden konnten. Und das lag keineswegs alleine an der Kalorienreduktion. Die Kids nahmen in der Regel viel schneller ab, als ihre Eltern oder die Erwachsenen, die oftmals zur gleichen Zeit Gäste der Farm waren.

Kinder sollen grundsätzlich nicht hungern

So war der Ernährungsplan der jungen Gäste auf 1400 bis 1500 Kcal pro Tag abgestimmt und setzt sich zusammen wie folgt:

Morgens vor dem Sport:	1 Apfel oder Kiwi, Birne, Orange o. a.
Morgens nach dem Sport:	1 Apfelquarkmüsli
Vormittags:	1-2 große Schraubgläser mit rohem Gemüse dass sich jeder selbst zubereitete. Zusätzlich 1/2 Nussriegel, damit das „Süße" nicht zu kurz kommt
Mittags:	3-Gänge-Menü, wie Salat, Fleisch oder Fisch oder Soja mit Gemüse, Dessert
Nachmittags:	1 gehäufter Esslöffel geröstete Sojabohnen
Abends:	2-Gänge-Menü, wie Gemüsecreme-Suppe, Brote oder Soja-Hamburger o. a., dazu 1 gehäufter Esslöffel gewürzte Soja-Flips zum Knabbern. Dazu den ganzen Tag über reichlich Wasser und Tee.

Hunger sieht anders aus, nicht wahr?

Sport ist keineswegs Mord,

sondern pralles Vergnügen den ganzen Tag lang. Unsportlich? Das gibt es nicht! Auf der Farm hatte jeder Freude an der Bewegung. Spätestens dann, wenn bemerkt wurde, dass die ungeliebten Pfunde schmelzen wie Schnee in der Sonne, wenn man sich auf die Vorgaben einlässt. Und dazu haben wir letztendlich jeden Teilnehmer begeistern, wenn auch manchmal ein wenig überlisten, können.

Das tägliche Bewegungs-Programm

Kraftraum mit Standfahrrad, Rudergerät, leichten Gewichten, Stepper, Trampolin, Hula Hopp-Reifen, Springseilen u. a., Schwimmen und Spielen im Pool, Boxtechniken, Reaktionsübungen, Punchingball. Jonglieren mit drei Bällen, das kann man in einer Woche erlernen. Fußball spielen auf einem Platz in der Nachbarschaft, Wandern, Federball, Tischtennis, Wirbelsäulengymnastik. Es reicht nicht, einfach Pfunde zu verlieren. Der Körper muss auch geformt werden. Und dazu ist es wichtig, die Muskeln zu trainieren. Diese nämlich definieren die Köperpartien.

In ein Kinderleben gehören täglich (!) mindestens eineinhalb Stunden Sport. Und das macht garantiert Spaß, wenn es richtig vermittelt wird.

Es ist höchst bedauerlich, dass der Sport in den Schulen heutzutage nicht den Stellenwert hat, der für eine gesunde Entwicklung eines Kindes von existentieller Bedeutung ist.
Die wenigen Sportstunden, die auf den Stundenplänen stehen, fallen zugunsten anderer Fächer noch dazu öfter aus. Kinder brauchen t ä g l i c h Bewegung und ganz gezielt die sportlichen Betätigungen, die es ausgleichen können, was heutzutage in einem Kinderleben fehlt: Im Freien herumtoben, auf Bäume klettern, weite Strecken rennen, Fahrrad fahren, um die Wette schwimmen und die Kräfte zu messen. Nur unter solchen Bedingungen werden Knochen stark, Gelenke elastisch und der Körper so widerstandsfähig, dass der junge Mensch den gesundheitlichen und seelischen Herausforderungen seines Lebens gewachsen ist. Zudem wird in einer Gruppe, auch in Vereinen oder Kursen, der Gemeinschaftssinn trainiert und Lust daran, ein bestimmtes Ziel ehrgeizig zu erreichen und nicht aufzugeben. Eltern sind also dazu aufgefordert, für Ihr Kind die r i c h t i g e Sportarten zu finden.

Sport muss einfach sein. Tanzen ist übrigens auch Sport ...!

Ihr Kind ist ein Sportler

Es ist schon besorgniserregend, wie wenig Sport die Jugendlichen heute treiben. In den früheren Generationen gingen die Kinder nach der Schule auf die Straße und waren bis zum Abend pausenlos in Bewegung. Vom Seilspringen bis Hüpfspiele, Laufwettbewerbe, Fahrradfahren, Höhlenbauen, Zäune übersteigen, Baumklettern bis hin zu kilometerweiten Ausflügen, war der Tag angefüllt mit Abenteuern und körperlicher Anstrengung.

Es gab damals keine dicken Kinder! Und auch keine Schulschwänzer und Schulabbrecher. Die sind erst durch Unbeweglichkeit vor dem PC und TV und mithilfe von Chips und Süßigkeiten „gezüchtet" worden.

Bewegung im Freien sorgt für besseres Sehen
Eine australische Studie hat ermittelt, dass Kinder, die sich bis zum sechsten Lebensjahr täglich zwei Stunden im Freien aufhalten, nur selten während der gesamten Kindheit eine Brille benötigen.

Spiele am Abend
Nicht immer waren die Kids begeistert davon, dass in der Woche hier bei uns nur dreimal Fernsehen erlaubt war und Playstation, sowie Fernsehspiele und Handybenutzung ganz gestrichen wurden. Dann aber fand man wider Erwarten doch noch Freude an Karaoke, Monopoly, Aktivity oder anderen Superspielen.

Es ist wichtig, zu begreifen, dass man aktiv an seiner Unterhaltung mitwirken kann, statt Unterhaltung nur einfach zu konsumieren.

War die Farm ein Jugendparadies?
Im Prinzip schon, denn Haus und Umgebung boten alles, was ein Kinderherz begehrt. Aber die Aktivitäten führten gelegentlich durchaus auch zu Diskussionen. Die sahen dann beispielsweise so aus: „Weshalb dürfen wir nicht öfter Fernsehen? Weshalb dürfen wir nicht bestimmen, was wir sehen? Weshalb dürfen wir nicht mit schwereren Gewichten trainieren? Wir wollen selbst entscheiden, ob wir Computerspiele spielen! Weshalb ist hier kein Handy

erlaubt? Weshalb gibt es nicht öfter Kuchen? Wieso sollen wir Jonglieren üben? Weshalb dürfen wir nicht so lange schlafen, wie wir wollen?" u. v. a. m..

Genau solchen Fragen und noch viel mehr davon, sehen sich alle Eltern gestellt. Da gilt es dann, die richtigen Argumente bereit zu haben und die Konsequenz aufzubringen, die vereinbarte Erziehungslinie einzuhalten. Dazu gehört auch die Entscheidung für einen optimalen Ernährungsplan.

Hungern war nicht vorgesehen

Jeder Jugendliche bestimmte selbst, welches rohe Gemüse zwischen den Mahlzeiten gegessen wird und was hineinkommt in das selbst gestaltete „Zauberglas", ob mehr Karotten, Radieschen, Kohlrabi, Selleriestangen, Blumenkohlröschen, Paprika oder anderes. Und am Ende der Kur wurde bestätigt: wirklichen Hunger gab es kein einziges Mal. <u>Das ist der Beweis dafür, dass Beschäftigung, Bewegung und die richtige Ernährung der Schlüssel zu einer schlanken Figur und zu einem energievollen Leben ist.</u>

Ernährungsunterricht mit Nina

Heilpraktikerin Nina beaufsichtigte Krafttraining und erklärte das Ernährungskonzept. Es ist erstaunlich, wie schnell die jungen Menschen verstehen, worum es geht. Sie machen Notizen samt Ausarbeitungen. Und wehe, bei der Erläuterung passiert der Trainerin ein kleiner Fehler. Der wird schon deshalb bemerkt, weil jeder der Teilnehmer das Buch „Kiddy-Speck endlich weg" gelesen hat und weiß, dass künftig danach gelebt werden muss, soll der Erfolg von Dauer sein.

Bemerkenswert ist, dass die Jugendlichen, die ja allesamt als „essSüchtig" bezeichnet werden konnten, nicht ein einziges Mal über Hunger klagten.

Freilich, die kleinen Zwischenmahlzeiten aus *Nussriegeln* (Nüsse mit Saaten mit Honig), *Sojaflips* (würziges aufgeschäumtes Sojafleisch, das mit Chips zu vergleichen ist) und *Knackies* (geröstete und gewürzte Sojabohnen) wurden jeweils mit großem Hallo begrüßt. Und alle Kinder bestätigten, dass sie davon durchaus gerne noch mehr essen würden. Aber so ein kleiner Imbiss sättigt ja auch schon und sorgt dazu noch für eine Portion Energie und überbrückt die Zeit bis zu nächsten großen Mahlzeit.

Grandiose Ergebnisse

Jeder der Jugendlichen war nach der Kur sicherlich doppelt so fit, wach und aufmerksam, wie vor der Anreise zu uns. Das sind die „gefühlten" Ergebnisse. Messbar aber ist die Gewichtsabnahme, wie sie nach nur zwei Wochen (beispielsweise), erreicht wurde:

R., Junge	11 Jahre	4,2 Kilo minus
C., Mädchen	12 Jahre	3,8 Kilo minus
P., Junge	15 Jahre	5,2 Kilo minus
M., Junge	15 Jahre	4,7 Kilo minus
H., Junge	12 Jahre	2,8 Kilo minus
L., Junge	14 Jahre	5,3 Kilo minus
J., Mädchen	10 Jahre	2,1 Kilo minus

Der Junge H. war schon zum dritten Mal auf der Farm und hat seine Idealfigur inzwischen erreicht.

Der Junge L. war bereits zum vierten Male auf der Farm. Er war für sein Alter sehr groß und war recht schwer. Er näherte sich bei uns schon seiner Idealfigur.

Im Übrigen war das Thema „Gewichtsabnahme" nicht der Dreh- und Angelpunkt der Gespräche mit den Kindern und auch nicht mit den Erwachsenen, wenn sie bei uns „kurten". Vielmehr soll es um Sport, Spaß und Alltagskram, sowie gesunde Ernährung als wichtiger „Betriebsstoff" für einen Menschen, wenn er leistungsfähig sein will, gehen.

Zugegeben, es machte riesigen Spaß, ein solches Projekt zu betreuen. Besonders deshalb, weil hier klar zutage tritt, was in unserer Gesellschaft dringend einer Reform bedarf – nämlich die Gesundheits-Betreuung der Jugend vom Babyalter an.

Ich bin stolz darauf, dazu einen Beitrag leisten zu können. Und – ich bin auch stolz darauf, mit unserem Konzept echte, wirkungsvolle und nachhaltige Hilfe bieten zu können.

Ich bezeichne mich ja selbst als essSüchtig. Nur deshalb kann ich gut nachfühlen, wie es Kindern und Jugendlichen geht, denen es schwer fällt, sich von den angestammten Gewohnheiten zu verabschieden. Und damit meine ich nicht nur, wenn Übergewicht eine Rolle spielt, sondern auch, wenn die süchtig und schlapp machenden Kohlenhydrate eine übermäßig große Rolle auf dem täglichen Speisezettel spielen.

Brainfood – Essen, das klüger macht

„Kann man sich wirklich klüger essen?
Aber JA! Das wird von Wissenschaftlern eindeutig bestätigt. Dass Ernährung auf das Denkvermögen einen großen Einfluss hat, weiß man nicht erst seit der Erfindung des *Studentenfutters*.

Schon vor mehr als tausend Jahren wurde erkannt, was unsere Denkzentrale wirklich braucht, um mit ganz normalen Anstrengungen deutlich mehr Leistung zu erzielen.

Das richtige Futter für den Geist wird heute *Brainfood* genannt.

Natürlich wird einem damit das Lernen nicht erspart, es lernt sich einfach nur leichter, wenn man im Gehirn dafür die nötige Voraussetzung schafft.

„Betriebsstoff" für´s Gehirn
Aber so wie falsches Essen die Denkzentrale erlahmen lassen kann, funktioniert mit der richtigen Nahrung das Gehirn einfach besser.

Zum besseren Verständnis: Das Gehirn hat durchschnittlich 1.600 Gramm Gewicht und benötigt dafür mehr als ein Viertel unseres gesamten Nährstoffbedarfs.

Für alle Lern- und Gedächtnisprozesse sind alle Nährstoffe besonders wichtig, aus denen *Neurotransmitter* produzieren werden können.

Das sind spezielle Botenstoffe, die an allen Vorgängen im zentralen Nervensystem beteiligt sind. Drei davon entscheiden darüber, wie schnell unsere kleinen, grauen Zellen arbeiten.

Die Neurotransmitter sind *Acetylcholin*, *Dopamin* und *Noradrenalin*. Sie vermitteln Informationen und sorgen dafür, dass die Gehirnzellen miteinander kommunizieren können.

Durch Verzweigungen und Vernetzungen unserer Nervenzellen können mit Hilfe der Neurotransmitter energetische Informationen aufgenommen und dann weitergeleitet werden. *Auf diese Weise entsteht beispielsweise unser Gedächtnis*.

Wie der Informationsfluss passiert
Zwischen den möglichen Ansatzstellen der Zellen gibt es einen winzigen Spalt, die *Synapse*. Eine Information kann nur dann über diesen Spalt gelangen, wenn sie dort von den Neurotransmittern zur nächsten Zelle gebracht werden. Durch diese chemisch übertragenen

Informationssignale wird die Voraussetzung für bestimmte mentale Eigenschaften geschaffen, wie Aufnahme- oder Merkfähigkeit, Konzentration und Motivation.

Je mehr solche gut funktionierenden Synapsen ein Mensch hat, umso klüger oder geistig flexibler ist er.

Fehlen hingegen Neurotransmitter, denken wir langsamer, werden vergesslich oder können kaum noch Interesse für etwas aufbringen.

Es ist also verständlich, dass eine gute Versorgung mit den Lebensmitteln, aus denen die klüger machenden Neurotransmitter entstehen können, sicher gestellt wird. Diese sind beispielsweise:

- Mageres Eiweiß aus Soja und anderen Hülsenfrüchten
- Vitamine und Mineralstoffe aus Obst, Gemüse und Nüssen
- Omega-3-Fettsäuren aus Seefisch und Leinöl

Es ist also möglich, sich mit den begehrten IQ-Stoffen zu versorgen, und damit eine stabile Grundlage für geistige Höchstleistungen, sowie ein brillantes Gedächtnis zu schaffen. Die aufgelisteten Substanzen sind auch wirkungsvolle Nervennahrung.

Allerdings ist noch eine besondere Hürde zu überwinden, wenn wir die aufgenommenen Intelligenzstoffe nutzen wollen. Sie müssen, jede Gruppe für sich, auf besondere Weise aktiviert werden.

Acetylcholin ist zuständig für logisches Denken, geistige Beweglichkeit und ein gutes Gedächtnis. In Lichtgeschwindigkeit kann mit seiner Hilfe zwischen neuen Informationen und dem Langzeitgedächtnis hin- und hergeschaltet werden. Alzheimer-Kranke sind unterversorgt mit Acetylcholin.

Quellen sind im Wesentlichen *B-Cholin* in Sojaprodukten, Azukibohnen, Eigelb. Leber, Blumenkohl, Brokkoli.

Aktivierung des Acetylcholin: Sprachen lernen, Musik machen, Pläne schmieden. Jonglieren und Rechts-Links-Übungen im Wechsel, lassen neue Vernetzungen im Gehirn entstehen.

Dopamin: Reguliert die Hormonausschüttung, ist Basis für motiviertes Denken und Handeln und für kreative Ideen. Dopamin entsteht aus diversen Aminosäuren, wenn auch Vitamin C und Magnesium vorhanden ist.

>Quellen sind Hüttenkäse, Tofu, Sojamilch, Sojajoghurt, Beeren, Zitrusfrüchte, Kiwi, Acerolakirschen, Sanddorn, Bananen und Nüsse.

Aktivierung des Dopamin: Kreatives Beschäftigen, Neues erforschen.

Noradrenalin: gehört zu den Botenstoffen, die unsere Reaktionen bei Stress und extremer Belastung regulieren. Es stärkt die Nerven und steigert die Fähigkeit, Probleme zu überwinden. Es verhilft zu Konzentrationsfähigkeit und macht Lust auf Leistung. Im Limbischen System können Aufgaben mit Gefühlen verbunden werden. Damit können wir uns besser erinnern und Zusammenhänge erkennen.

Noradrealin entsteht aus Dopamin, wenn genügend B-Vitamine und Mineralstoffe verfügbar sind.

>Quellen aus der Nahrung sind Avocados, Bananen, Haselnüsse, Walnüsse, Spinat, Soja, Kohl, Vollkornprodukte, Seefisch, Weizenkeime u. v. m.

Aktivierung des Noradrealin: Positives Denken, Wettbewerbe, Kampfsportarten, Wandern, Schwimmen

Treibstoff für das Gehirn

Das Gehirn akzeptiert nur Glucose als Treibstoff und das unbedingt r e g e l m ä ß i g!

Wer Mahlzeiten auslässt oder sich bei Hunger oder Appetit mit Süßigkeiten versorgt, lässt seinen Glucosespiegel wie eine Fieberkurve steigen und rasch wieder fallen. Die Folge davon ist, dass das Gehirn dann nur noch mit halber Kraft arbeitet und mit Heißhunger für Fressattacken sorgt, die den „Nachschub" heranschaffen sollen.

>*Volle geistige Leistung gibt es auf Dauer nur mit Obst, Gemüse, Vollkornprodukten oder dem beliebten Studentenfutter. Denn das enthält neben den Nüssen mit Magnesium, B-Vitaminen und wichtigen Aminosäuren, ja auch noch Rosinen, die mit ihrem Chromgehalt den Glucosespiegel stabil halten können.*

Fett allerdings, speziell, wenn darin die wertvollen ***Omega-3-Fettsäuren*** enthalten sind ist für den Aufbau der Nervenzellen durchaus auch wichtig.

Shoppen macht mir wieder SPASS

Das Mädchen A., 15 Jahre, ließ 26 Pfund, also mehr als einen Viertelzentner auf der Schlankheitsfarm zurück und das ist ihr Bericht:

Mode ist total wichtig für mich. Wie aber soll man sich fühlen, wenn die angesagte, chice Mode in keiner Weise passt? Wenn man das nicht tragen kann, was man derzeit unwiderstehlich findet?
An dieser herrlichen Modewelt konnte ich noch vor wenigen Monaten kaum teilhaben. Ich will gar nicht von taillenfreien und hautengen Oberteilen und Hosen sprechen. Ich war für alle Extravaganzen, in denen sich meine Altersgenossinnen putenstolz zeigten, einfach - zu dick!

Das heißt nicht, dass ich darüber nun todunglücklich gewesen wäre. Denn gottlob waren und sind meine Proportionen so regelmäßig auf meinem Körper verteilt, dass auch ein Gewicht, dass sich gefährlich der Ultra-Grenze von ... (nein, das verrate ich auf keinen Fall) nähert, nicht wirklich ein Unglück ist.
Klar, ich wäre schon gerne etwas schlanker oder sogar viel schlanker gewesen. Aber wie ich ein solches Ziel erreichen sollte, war mir gänzlich schleierhaft.
Meine eigenen zaghaften Versuche mit den gängigen Diäten blieben erfolglos und wurden von mir nach einigen wenigen quälenden Tagen jedes Mal wieder ad acta gelegt.

Ich schaffte es erst recht nicht mit der berühmten FdH-Methode: Friss die Hälfte.

Da nützten auch die Versprechen meiner heiß geliebten, sehr flotten und schlanken Großmutter gar nichts, obwohl sie mir eine ausführliche Shoppingtour in Aussicht stellte, wenn ich mich endlich von meinen Über-Pfunden getrennt hätte.
Jedoch, alle meine Versuche, endlich dauerhaft die lästigen Kilos los zu werden, fruchteten überhaupt nichts.

Aber meine Großmutter war es dann doch, der ich es zu verdanken habe, dass ich mich heute einer Normalfigur nähere und meine Taille schlank und immer schlanker wird.

Sie schickte mich für ganze sechs Wochen auf eine Schlankheitsfarm, wo ich mit Sport und Trennkost meinen überzähligen Kilos zu Leibe rücken sollte.

Dass mir das letztendlich gelungen ist, verdanke ich diesem beherzten Entschluss meiner Großeltern, dem genialen Konzept der Farm, aber am meisten mir, denn ich ging mit Konsequenz und eisernem Willen daran, mein Ziel zu erreichen.

Zugegeben, anfänglich war ich etwas enttäuscht. Als ich meinen Kurlaub begann, war ich erst einmal die einzige Jugendliche dort.

Aber genau das sollte sich für mich als Glücksfall erweisen. Meine erwachsenen Mitstreiterinnen, einige Frauen in den mittleren Jahren, nahmen mich als Küken gleich unter ihre Flügel und sorgten dafür, dass mir Nestwärme nicht ausging.

Als meine (gertenschlanke) Mutter mich auf der Farm ablieferte, wurde ich von deren Leiterin scherzhaft gefragt, ob ich „Heimwehpillen" bräuchte, sie hätte welche in der Schublade. Ich antwortete ihr, dass ich nicht der Heimwehtyp sei, schließlich käme ich ja auch in meinem Internat alleine zurecht.

Aber vor mir lagen sechs ganze Wochen. Ich muss sagen, dass es wichtige Wochen in meinem Leben waren, auch wenn die Zeit mir damals dann manchmal doch recht lang vorkam.

Neben der Ernährungsumstellung, auf die ich gleich noch zu sprechen komme, wurde ich erst einmal in das Sportprogramm eingeführt, das ich anfänglich ziemlich krass fand.

Es ist nicht so, dass ich unsportlich bin. Aber als sportlich hätte ich mich auch nicht gerade bezeichnet. Dies, obwohl ich leidlich Tischtennis spielte und einmal wöchentlich mit meiner Tante ins Fitnesscenter ging. Sportunterricht in der Schule verlief ja eher mäßig und fiel sogar öfter zu Gunsten anderer Fächer aus.

Die sportlichen Pflichten

Aber auf der Farm ging es für mich richtig zur Sache. Ein bisschen gemein fand ich es anfänglich, dass die Erwachsenen selbst entscheiden konnten, wie sie sportlich unterwegs sein wollten. Ich aber wurde ständig zu ungewohnten Aktivitäten genötigt.

Ich fand schon lästig, dass Ausschlafen, obwohl ich doch Ferien hatte, gestrichen war. Zur nachtschlafenden Zeit, nämlich um acht Uhr morgens traf man sich bereits, um einen Apfel, eine Kiwi, eine halbe Birne, 2 Pflaumen oder sonst ein Stück Obst zu vertilgen.

Und dann begann der Sportlertag für mich.

Sport für die Jugend auf der Farm
- 8.30 Uhr bis 9.30 Uhr: Wirbelsäulengymnastik, - CranioSacral-Übungen, 5 Tibeter
    (spezielle Yogaübungen) mit Trainerin
- 10.00 Uhr Laufen mit Stöcken, Schwimmen
- 12.30 Uhr Jonglieren lernen
- 14.30 Uhr Tischtennis mit Trainer, Krafttraining, Stepper, Fahrrad, Bodenübungen
- 18.00 Uhr Sixpackübungen mit der Trainerin

Einmal in der Woche Discotanz mit Susanne, Kletterwald, täglich Federball, Seilspringen u. a.. Mit allen Aktivitäten kommen die Jugendlichen im Schnitt auf fünf bis sechs Stunden Sport am Tag, wenn sie nicht schummeln.

Das Erstaunliche ist, dass man diese Aktivitäten nach kurzer Zeit routinemäßig absolviert, ohne sie als besonders anstrengend zu empfinden. Auch dann, wenn Sport vorher nicht so zu den Ambitionen gehörte.

Meine Motivation
Sehr motivierend für den Beginn meines Sportlerlebens war für mich meine Sport-Trainerin Ingrid Schlieske.

Eine Reihe der Übungen machte sie in dieser ersten Woche nur mit mir und besprach auch mein Training mit mir für die Zeiten, in denen mir kein Trainer zur Verfügung stand.

Sie absolvierte tatsächlich das gesamte Programm mit mir.

Ich staunte. Denn wo ich nach wenigen Wiederholungen passen musste, machte sie 20, 30, 40 Male mühelos die einzelnen Übungen.

Das hört sich nicht so weltbewegend an, aber die Frau ist über 70 und war viel fitter als ich.

Es tröstete mich erst mal wenig, dass sie versprach: „Warte mal ab, in der dritten Woche überholst Du mich bei allen Übungen locker von rechts und auch von links, das garantiere ich Dir." Und genauso kam es.

Ich war mit großem Ernst bei der Sache. Meine Großmutter sollte ja das viele Geld für mich nicht umsonst ausgegeben haben. Es war selbstverständlich für mich, dass sie das nicht aus dem Fenster geworfen hatte. Dafür wollte ich eine ehrliche Leistung erbringen.

Ich wollte auch keine Besuche in der Zeit, sondern intensiv an mir arbeiten und das Resultat als Überraschung präsentieren.

Ingrid Schlieske hatte mich mal gefragt, ob ich freiwillig gekommen sei. Ich bejahte das. Sagte aber auch ehrlich, dass ich hätte kommen müssen, wenn ich selbst nicht entschlossen gewesen wäre.

In den ersten Tagen ist mir alles ziemlich schwer gefallen. Ich hätte keine einzige der Übungen öfter gemacht, als meine Trainerin es mit mir gemeinsam absolvierte. Wenn sie aufhörte, stoppte ich auch sofort.
Ein gehöriger Muskelkater war dann auch noch der „Lohn" für die ungewohnte Anstrengung.

Aber bereits in der Anfangszeit ging ich zwischen den festgesetzten Übungszeiten ganz freiwillig in den Sportraum und steigerte meine Leistung kontinuierlich.

Die Versprechungen von Frau Schlieske allerdings mochte ich nicht recht zu glauben. Sie stellte mir in Aussicht, mindestens zwei Kleidergrößen weniger bis zu meiner Abreise erreichen zu können.
Auch traute ich dem Zuwachs an Muskeln und straffem Gewebe durch den Sport, nicht so wirklich, obwohl sie mir den versicherte.

Erste erkennbare Erfolge
Frau Schlieske achtete darauf, dass wir nicht mit hohen Gewichten arbeiteten, damit wir als Mädchen keine Muskelpakete und keine breiten Rücken bekämen.

Die so genannten Sixpackübungen auf der Matte allerdings sollten schon nach etwa zwei Monaten intensiven Trainings sichtbare Ergebnisse bringen.

Nun bin ich von Haus aus ein skeptischer Typ und warte erst mal ab, was so passiert und was möglich ist.

Zugeben musste ich nach kurzer Zeit, dass meine Kräfte und meine Kondition täglich wuchsen. Bauchübungen, die mir anfänglich schwer gefallen waren und die ich nur durchhielt, um mich nicht zu blamieren, gingen mir schon nach nur einer Woche gut von der Hand.

Und nach zwei Wochen hatte ich das Gefühl, immer so supersportlich gewesen zu sein. Dazu gehörte jetzt 200 mal Seilspringen am Stück, 100 Situps, die anderen Muskelübungen, ewig langes Fahrrad fahren, den Stepper frequentieren und natürlich täglich zu versuchen, Fred den Tischtennistrainer, zu schlagen, was mir auch immer öfter mal gelang.

Eines Tages rief meine Mutter an und wollte mich sprechen. Sie hatte Ingrid Schlieske am Apparat. Diese sagte ihr, es täte ihr leid, ihre Tochter könne jetzt nicht ans Telefon kommen, sie wäre noch beim Sport. „Was, fragte meine Mutter, beim Sport? Sprechen wir hier von dem gleichen Kind?"

„Ja Mama, so kann es kommen. Deine Tochter ist jetzt eine Sportlerin und so soll es auch bleiben!"

Aber ich will nicht nur vom Sport berichten. Schließlich war mein Hauptanliegen ja das Abnehmen.

Und das ging, wie ich fand, quälend langsam voran.

An manchen Tagen hatte ich sogar zugenommen und öfter mal bewegte sich der Zeiger der Waage über längere Phasen überhaupt nicht.

Mir wurde gesagt, dass das normal wäre und bei solchen Erfahrungen daheim, im Alleingang, die Diät wegen Demotivation in aller Regel abgebrochen würde.

Aber auch an meiner Figur änderte sich nach meinem Gefühl nichts. Zwar hingen meine Trainingsklamotten nach der Halbzeit schon ziemlich schlotterig an mir herum, aber das führte ich darauf zurück, dass das Material ja bei dem täglichen Gebrauch sowieso etwas nachgäbe. Und ich meinte, die Sachen wären immer schon zu weit gewesen.

Die Ernährung hier war schon sehr anders, als ich das gewohnt war

Nicht, dass es mir nicht geschmeckt hätte. Ganz im Gegenteil. Es gab jeden Tag Gemüse und das war alles ziemlich lecker zubereitet. An vielen Tagen war das Essen sogar richtig toll – viel schmackhafter, als ich mir das vorgestellt hatte.

Gut war auch, dass ich nie Hunger hatte. Eigentlich in der gesamten Zeit nicht.

Aber schließlich ging es nicht so sehr um den Speiseplan der Farm, sondern darum, wie ich mich *nach* der Kur ernähren könnte, um nie mehr zuzunehmen und vor allem, um noch weiter abzunehmen. Dazu war es wichtig, meine bisherigen Ernährungsgewohnheiten unter die Lupe zu nehmen. Und da lag einiges im Argen, wie ich schnell selbst feststellen konnte, als wir eine Analyse meiner Ernährungsgewohnheiten und den Vergleich mit der Verköstigung im Internat machten.

Dabei war ich ursprünglich schlank gewesen. Als ich mit 11 Jahren ins Internat kam, änderte sich das erst einmal unmerklich, bis ich jetzt, mit 15 Jahren, mein absolutes Kampfgewicht erreicht hatte.
Dazu muss ich erläutern, dass wir ein Sportinternat sind und in Deutschland für unsere Basketballer einen super Ruf haben.
In allen Ferienzeiten sind wir das größte Basketball-Camp in Deutschland. Dabei sind dann auch die Leute vom NBA (National-Basketball-Association).

Und die Sportler bei uns verschlingen in einer Mahlzeit Berge von Nudeln und anderen Kohlenhydraten, die sich natürlicherweise bei diesem anstrengenden Leistungssport in Muskeln verwandeln.

Bei uns normalen Mitschülern allerdings war die Folge eher ein ungutes Hüftgold.
Ich muss nicht betonen, dass nicht nur ich unter zunehmendem Gewicht litt, sondern auch viele Mitschüler und Schülerinnen. Ja sogar unsere beiden Internatsleiterinnen gehörten zu der rundlicheren Fraktion.

Die Internats-Ernährung also war mit Sicherheit ein wesentlicher Grund für das Figuren-Ungemach.

Wie aber sollte man *künftig* verfahren? Das Ernährungskonzept der Farm gab die Antwort darauf. Hier wurden die konzentrieren Kohlenhydrate, wie Brot, Kartoffeln, Nudeln und Reis konsequent limitiert. Wo ich es gewohnt war täglich zu allen drei Hauptmahlzeiten eine solche Beilage zu verzehren, gab es auf der Farm <u>nur noch *eine* Kohlenhydratmahlzeit</u> am Tag. Das muss man erst mal wissen ...!

Es wurde also <u>entweder</u> Brot <u>oder</u> Nudeln, <u>oder</u> Kartoffeln <u>oder</u> Reis serviert. Und das jeweils nur einmal am Tag, wohlgemerkt!

Ansonsten gab es Obst, Salat, Soja, Fisch und Gemüse satt. Jeden Tag ein „Zauberglas" mit frisch geschnittenem Gemüse gehörte zum Tagesprogramm.

Ob ich das viele Brot und die Brötchen vermisste? Ach woher denn? Total leckere Eiweißbrötchen waren wohlschmeckende Alternativen und wurden als knackige Hamburger mit Sojabratlingen, Rühreibrötchen, Thunfischbrötchen u. v. a. angeboten.

Ich weiß jetzt, dass es pure Gewohnheit ist, zum Frühstück Toast oder Brötchen essen zu müssen. Heute esse ich morgens Obst mit Joghurt oder Quark.

Morgens programmiert man den Appetit

Wer den Tag mit konzentrierten Kohlenhydraten beginnt, will den ganzen Tag Nudeln, Pizza, Kartoffeln essen. Wenn man aber diesen gefährlichen Kohlenhydraten einen ganz bestimmten, sehr limitierten Platz auf dem Speiseplan zuweist, verlieren sie ihre Macht über Appetit und Hungergefühle.

Der strukturierte Ernährungsplan

Ich weiß nun, es ist total wichtig, sich v o r h e r zu überlegen, was man die Woche über essen will, um den Einkaufszettel danach auszurichten.

Wer „wild" isst, stopft unüberlegt die falsche Nahrung in sich hinein und verliert den Überblick.

Außerdem ist es super-wichtig, eine kluge Vorratshaltung zu betreiben, damit man immer etwas Leckeres daheim hat und die Gelüste sich nicht auf die ungesunden (und schädlichen) Nahrungsmittel richten.

Denn das hat die Fantasie leider so an sich: wenn sie die Wahl hat, stürzt sie sich als Erstes auf Kohlenhydrate. Und diesen Gelüsten muss man rechtzeitig lecker entgegenwirken. <u>Vorher</u> muss also überlegt werden, was im „Notfall" Köstliches zur Verfügung stehen soll.

Jonglieren lernen

Auf der Farm wird täglich eine halbe Stunde Jonglieren mit drei Bällen geübt. Daran nehmen alle Kurgäste teil. Das macht Spaß und ist durchaus auch eine sportliche Betätigung, denn besonders in der ersten Zeit ist man mehr mit Bücken beschäftigt, als mit dem Werfen der Bälle. Aber schon bald hat man den „Bogen raus", wie erst zwei Bälle, dann drei Bälle in der Luft bleiben. Diese Geschicklichkeit koordiniert und vernetzt die beiden Gehirnhälften, fördert Konzentrations- und Lernfähigkeit, steigert die Aufmerksamkeits- und Merkfähigkeit. Ich hoffe, dass mir das bei den schulischen Leistungen behilflich sein kann.

Sixpack-Übungen für die Jugend

Am Spätnachmittag trifft man sich im Sportraum, um die Figur gezielt zu formen und eine schlanke Taille zu erhalten. Dazu eignen sich einige Übungen, die besonders die Bauch- und Rumpfmuskeln, aber auch die der Beine trainieren. Das Ziel ist, die Wiederholungen der einzelnen Trainingseinheiten laufend zu steigern. Erwachsene Kurgäste nehmen an diesem Trainingssegment freiwillig teil, passen aber oft schon nach den ersten Übungsstunden.
Wenn man diese Übungen konsequent durchführt, kann man schon nach kurzer Zeit die ersten optischen Ergebnisse an sich selbst bewundern. Auch hierbei war es für mich sehr motivierend, wie locker und leicht meine Ingrid Schlieske mir auch diese Trainingsstrecke vorturnte.

Klettern in den Baumwipfeln

Der Ausflug in den Kletterwald auf der nahen Mittelgebirgserhebung *Hoherodskopf* (acht Kilometer entfernt, knapp 800 Meter hoch) ist eine willkommene, gelegentliche Abwechslung. Dort steigt man mit verschiedenen Schwierigkeitsgraden in den Wipfeln von Bäumen herum. Neben dem Riesenspaß, ist das eine Mutprobe und eine bemerkenswert große körperliche Anstrengung.

Tanzen mit Susanne

Die Tochter der Heilpraktikerin der Farm, Susanne, kam gelegentlich und tanzte mit uns zu heißen Discoklängen. Erst hatte ich wenig Lust zu solchem „Gehopse", weil mir Tanzen einfach nicht liegt. Dann aber machte diese Aktivität im Sportraum mit dröhnender Musik einigermaßen Spaß und ich war dann doch voll dabei.

Eine wunderschöne Haut
Dafür erhielt ich auf der Farm einen genialen Rat: Frau Ingrid Schlieske stellte mir eine Schüssel hin, ein Kilo Salz aus dem Toten Meer und einige Gästehandtücher. Je zwei gehäufte EL Salz sollte ich in einem Liter heißem Wasser auflösen und jeden Abend beim Fernsehen solange Kompressen auf die pickeligen Stellen meines Gesichtes legen, bis das Wasser nicht mehr warm war. Am Schluss mit lauwarmem Wasser abspülen und mit einer unparfümierten Creme behandeln. Durch die *Osmosewirkung* (Zugwirkung einer konzentrierten Flüssigkeit durch eine Membran) waren alle Hautunreinheiten nach zehn Tagen tatsächlich am Abheilen. So eine gute Haut hatte ich lange nicht gehabt. Das Rezept werde ich jetzt immer anwenden und (vielleicht) an meine Freundinnen weitergeben.

Kräuterwandern und Gesundheitsvorträge
Ehrlich gesagt, hatten wir Jugendlichen nicht so recht Lust, uns über Hintergründe und Heilweisen kundig zu machen. So waren wir froh, wenn wir uns absetzen konnten und eigenen Aktivitäten nachgehen durften. Die Leiterin der Farm überzeugte sich allerdings davon, dass wir diese Zeiten sportlich nutzten und entweder zum Schwimmen gingen, mit Stöcken wanderten oder im Sportraum die Figur stählten.

Geplante Internatsernährung
Meine Freundin N., die ebenfalls vier Wochen hier war, sowie zwei anwesende Jungen in unserem Alter, diskutierten mit Frau Schlieske unsere besondere Ernährungssituation und wie wir in Familie, Schule und Internat unsere neuen Ernährungsvorsätze beibehalten könnten. Dazu haben wir jetzt einen Plan.

Denn für uns steht felsenfest: einen Rückfall in die molligen Zeiten soll es auf keinen Fall geben.

Meine Freundin und ich erhielten beim Abschied von der Leiterin der Farm einen Brief für unsere Internatsdirektorinnen mit der Bitte, uns auf unserem Ernährungsweg zu unterstützen und uns auch die Möglichkeit einzuräumen, den Sportraum des Internates benutzen zu dürfen, obwohl wir noch nicht das dafür vorgeschriebene Alter von 16 Jahren haben. Dafür überreichten wir ein Buch, das Frau Schlieske mit ihrer Tochter Nina, einer Heilpraktikerin geschrieben hat *„Kiddyspeck – endlich weg!"*

Meine guten Ergebnisse
26 Pfund, also mehr als einen Viertelzentner ließ ich auf der Farm zurück.
Als meine Mutter mich abholte, weinte sie vor Rührung und Frau Schlieske verdrückte auch gleich ein paar Tränchen mit. Schließlich war ich ja für ganze sechs Wochen ihr Leihkind gewesen. So lange war noch nie ein Kind auf der Farm gewesen.

Ich ging von der Farm weg mit dem Vorsatz, dass dies nur der Anfang war. Ich will und werde auf jeden Fall weitermachen.

Auch meine Freundin N. hatte nun eine deutlich schlankere Taille als zuvor. Ihre Eltern sind ganz entzückt von dem guten Resultat. Sie hatten eigentlich nicht mit viel Erfolg gerechnet, weil meine Freundin N. nur allzu gerne isst.
Zu Beginn der Schulzeit konnten wir gleich sehen, dass noch mehr Mitschüler, besonders aber eine unserer Direktorinnen die Zeit der Ferien zum Abspecken genutzt hatten.
So liefen wir offene Türen ein, als wir mit unseren Bitten an die Internatsleiterinnen herantraten, die Ratschläge von Frau Ingrid Schlieske nachzulesen und möglichst auch umzusetzen.

Das erfreuliche Ergebnis ist, dass wir nun jeden Morgen Joghurt haben können (essen wir mit Obst statt Brot) und für uns nun regelmäßig Gemüse gekocht wird.
Auch dürfen wir nun den Sportraum benutzen. So einfach kann plötzlich alles sein, wenn dich jemand unterstützt.

Frau Schlieske wäre stolz auf uns: jeden Tag machen wir weiter unsere Sixpack-Übungen.
Und das Gewicht? Das wird langsam aber stetig immer weniger. Auf jeden Fall weist der Zeiger der Waage weiter nach unten. Auch bei meiner Freundin sieht die Bilanz so positiv aus.

Es ist sehr motivierend, dass ich nicht alleine mein Programm durchziehen muss, sondern dass wir uns zu zweit uns immer wieder konnten, wenn mal einer von uns schlapp machen möchte oder die gefährlichen Kohlenhydrate allzu verlockend sind.

Ich habe mir vorgenommen, meine Idealfigur zu erreichen. Auch wenn das noch ein paar Monate dauert, denn hier gehr es nicht so rasch, wie auf der Farm.!

Shoppen mit meiner Oma

Das war ein Vergnügen. Wir erstanden gleich zwei Hosen und mehrere Oberteile. Und alles genau zwei Kleidergrößen kleiner, als ich sie vorher hatte. Nun brauche ich noch dringend Schuhe, denn meine sind mir auch zu groß geworden, weil Beine und Füße nun auch schlanker sind.

Ich fliege in den Herbstferien mit meinen Cousinen nach Spanien.

So richtig froh bin ich, dass ich mich jetzt wieder im Bikini zeigen kann.

Danke liebe TRENNKOST! Dir habe ich das gute Resultat zu verdanken.

Und es war nicht wirklich schwer. Hunger quälte mich auch nicht. Hier habe ich eine Ernährungsweise gefunden, die man leicht für immer beibehalten kann.

Besonders sympathisch fand ich, dass eine kleine Ernährungssünde (Abweichen vom Pfad der Trennkost) nicht gleich eine Gewichtszunahme zur Folge hat. Allerdings muss man danach schnell wieder zur „Tagesordnung" zurückfinden.

Bemerkenswert finde ich übrigens, dass meine Vitalität heute deutlich gesteigert ist, dass ich den Tag über nicht mehr so müde bin und viel unternehmungslustiger als vorher.

Ich habe begriffen, dass es die vielen Kohlenhydrate waren, die mich vorher so schlapp gemacht hatten.

Mein Fazit heißt: Trennkost forever!!!

Kiddy-Speck endlich, weg - der coole Weg in eine schlanke Zukunft

Ingrid Schlieske, Artikel aus dem BIOLINE-Magazin

Die folgende Geschichte handelt von einem Zwölfjährigen, der aus eigenem Entschluss sein Körpergewicht um 10 Kilo, also 20 Pfund, minderte.

Die Trennkost-Seminarleiterin Karin Vogelsberg schrieb an BIOLINE-Magazin: „Mein jüngster Seminarteilnehmer, Torsten H. aus Alendorf, möchte unter der Rubrik Trennkosterfahrung in die BIOLINE. Er ist 12 Jahre alt, seit einigen Monaten lebt er nach der Trennkost und hat bisher zehn Kilo abgenommen und weitere zehn Kilo sollen noch fallen. Die Mutter ist so begeistert von ihrem Sohn, dass sie sagt: „Den müssen Sie mal in Ihrer Zeitung veröffentlichen." Der Vater ist auch im Trennkost-Seminar, hat aber noch nicht so viel abgenommen, wie der Sohn.
Herzliche Grüsse, Karin Vogelsberg, Ernährungstherapeutin

11 Jahre lang gab ich (Ingrid Schlieske) das schöne Magazin BIOLINE heraus, in dem ich gerne Erfahrungsberichte von Lesern veröffentlichte, die in Selbsthilfe ihre Gesundheit oder ihre Schlankheit neu erobert hatten.

Einer von diesen Lesern war Torsten H., der superstolz auf seine Erfolge war. Torsten. schickte uns Bilder, die von dem Redaktionsteam der BIOLINE ganz begeistert betrachtet wurden. „Die kommen ja gerade richtig zu unserem Buch „Kiddy-Speck endlich weg – Der coole Weg in eine schlanke Zukunft" kommentierte die Redaktionssekretärin Tine. „Schade, das knuddelige Kerlchen hätte ideal zu der Illustration des Buches gepasst". Das fand ich auch. Und nur zu gerne wollte ich die Story von Torsten in unserem Magazin veröffentlichen, weil es anderen Kindern und Jugendlichen Mut macht, die Verantwortung für ihre Figur in die eigenen Hände zu nehmen.

Nun veröffentliche ich seine Geschichte auch in meinem Ratgeberbuch. Und von wegen, Kinder können noch nicht beurteilen, was sie essen sollten und wann. Torsten ist das beste Beispiel dafür, dass die Trennung von Eiweiß und Kohlenhydraten kein Problem darstellt Aber nicht nur übergewichtige Kinder profitieren von dem Beispiel, das Torsten zeigt. Es lohnt sich, auch Vitalität und Energie, ja auch leichteres Lernen und bessere Konzentration in Aussicht zu stellen, um eine erfolgreiche Ernährungsweise zu praktizieren.

Aber lassen wir Torsten selbst von seinen Erfahrungen erzählen:

Auf der Go-Cart-Bahn kam die Erkenntnis
Die Geschichte von T., derzeit 12 Jahre alt

Gerade war ich mit meinen Eltern im Urlaub. Vorher war es mir gelungen, bis dahin ganze 10 kg abzuspecken. Im Anschluss erzähle ich, wie mir das gelungen war. Nun hatte ich aber doch ein bisschen Angst. Würde ich im Urlaub das mühsam errungene Gewicht wieder aufstocken? Die Trennkost könnte ich sicherlich nicht einhalten, denn meine Eltern hatten Vollpension gebucht.

Und dann ging alles viel besser, als ich befürchtet hatte. Zwar gab es zu jeder Mahlzeit Kohlenhydrate und Eiweiß munter vermischt, aber ich ließ dann, je nachdem, worauf ich Appetit hatte, das andere weg.
Wollte ich Fleisch, kombinierte ich mit Salat oder Gemüse. Stand mir der Sinn nach Kartoffeln, nahm ich dazu Gemüse und verzichtete auf Fleisch. Auch bei den Getränken achtete ich streng darauf, wozu sie passten. Manchmal gönnte ich mir auch ein Eis oder ein Stückchen Kuchen.
Mir fehlte nichts in diesem Urlaub, ich habe nur etwas aufgepasst, das heißt, bevor ich anfing zu futtern, schaltete ich jedes Mal erst den Denkapparat ein.
Klar, abgenommen habe ich nicht in dieser Zeit, aber auch nicht zugenommen, und das ist die Hauptsache in einem Urlaub.

Auf den Bildern, die im Türkei-Urlaub im letzten Jahr aufgenommen wurden, sieht man ja, wie fett ich war. Und mein Vater ist auch nicht gerade dünn. Meine Mutter allerdings, die ist gertenschlank.
Irgendwie machte es mir keinen Spaß mehr, immer das Schwergewicht unter meinen Kumpels zu sein. Ich wollte schon lange abnehmen, wusste aber nicht wie.

Gerne hatte ich früher weiße Schokolade und Gummibärchen gemampft. Diesen Süßkram ließ ich also erst einmal weg. Aber das brachte eigentlich kaum etwas.

Da hatte ich ein Schlüsselerlebnis, das alles veränderte: mit dem Freund meiner Schwester war ich zum Go-Cart-Fahren auf dem Nürburgring verabredet. Dort ging mein Wagen nur langsam und schwerfällig in die Kurve. Das gab mir einen regelrechten Schock.

„Es ist dein ungeheures Gewicht" dachte ich nur.

Von dem Gedanken kam ich nicht mehr los. Wieder daheim, sagte ich meinen Eltern, dass ich jetzt ernsthaft abnehmen wolle, keinesfalls mochte ich weiter so dick sein.

Nach einigen Diskussionen meiner Eltern schlugen die mir vor, dass ich gemeinsam mit meinem Vater ein *Trennkost-Seminar* besuchen sollte. Ein bisschen skeptisch war ich schon, denn ich war dort das einzige Kind. Aber die erwachsenen Teilnehmer in dem Kursus waren alle sehr nett zu mir.

Als erstes lernte ich, dass man einige Nahrungsmittel nicht mit anderen vermischt.

Seitdem lebe ich genau nach Plan und habe es tatsächlich geschafft, schon 10 kg, also ganze 20 Pfund, abzunehmen. Aber ich fühle mich erst in der Halbzeit, denn 10 kg sollten noch runter. Ich wog erst 80 kg, bin jetzt bei 70 kg und es sollen glatte 60 kg werden.

Ich bin schon mächtig stolz auf meine Leistung. Vor allem auch, weil mein Vater erst 7 kg abgenommen hat. Ätsch!

Ganz toll finde ich, dass ich jetzt 3-mal so fit bin wie vorher. Ich litt ja bereits an einer Vorstufe von Asthma. Erreichte mich nur ein bisschen Blütenstaub, blieb mir gleich die Luft weg.

Luft? Ist heute kein Problem mehr für mich. Ich fahre mit einem Fahrrad meines Vaters jetzt Touren von 65 km, nämlich von Daun bis an die Mosel und zurück.

Demnächst habe ich einen Arzttermin, ich bin gespannt, was der jetzt sagt.

Witzig finde ich, dass mein Vater sich jetzt öfter Ernährungsratschläge von mir anhören muss. Er sagt zu Bekannten: „Mein Sohn sieht das auch verbissener als ich."

Jawohl, so ist das auch. Ich will schlank sein. Und bald schaffe ich 100 km mit dem Rad, ganz ohne Luftprobleme."

Früher futterte ich viel Spaghetti, Kartoffeln, Pommes, Pizza und Hamburger, die ich mit selber zubereite. Heute gibt es eher Obst, Gemüse, Fleisch, Obstmüsli und Salate.

Schlankwerden ist kein Wunschtraum mehr, sondern ein Ziel, dass Torsten ganz sicher erreichen wird!

Sterneküche für den Alltag?

Ja klar, es ist wichtig, dass alles, was wir unseren Kindern anbieten, auch wirklich super schmeckt. Dafür gebe ich einige Rezeptbeispiele. Diese sind so einfach gehalten, dass sie schnell zu bereiten sind und dennoch genauso schmecken, wie es dem jeweiligen Gemüse oder dem Grundprodukt entspricht.

Ich bin ehrlich, die große Köchin bin ich nicht. Aber ich esse gar zu gerne. Und ich will mich auf jedes Gericht, das auf meinen Tisch kommt, freuen können.

Ich bewundere die Hausfrauen- und Männer, deren Passion es ist, täglich oder zumindest ganz oft, eine raffinierte Küche zu pflegen und immer wieder neue und exotische Zutaten auszuprobieren.
Das ist meine Sache nicht. Und ich gehe davon aus, dass viele Mitbürger und die Mitbürgerinnen, sich sehr wohl an einer delikaten und wohl auch komplizierten Kochweise erfreuen können, aber im Alltag eher sparsam mit ihrer Zeit umgehen und umgehen müssen.

Alle meine Empfehlungen sollen deshalb, auch zeitlich, dem Fastfood-Unsinn Konkurrenz machen, Das können sie nur, wenn man nicht Stunden benötigt, um etwas zuzubereiten.
Was man für die Umsetzung meiner Ratschläge benötigt ist ganz einfacher Natur und ganz leicht zu befolgen. Sie benötigen dazu lediglich:

- Den Entschluss, Ernährung für Kind und Familie optimal zu gestalten
- Ein kluges Ernährungs-Management, damit Kind und Familie alle Nährstoffe erhalten, die benötigt werden
- Eine strukturierte Planung, für alle Zutaten, die man für die nächsten Tage braucht
- Eine raffinierte Motivation, damit Kind alles probiert, was Sie ihm anbieten
- Fantasie, damit alles, aber auch alles, verführerisch aussieht und auch schmeckt

Sie werden erleben, dass Sie und Ihr/e Kind/Kinder die neuen Gewohnheiten nicht mehr missen wollen. *Und wenn es denn doch mal raffiniert sein soll, VOILÀ!*

Ernährungswegweiser
Rezepte

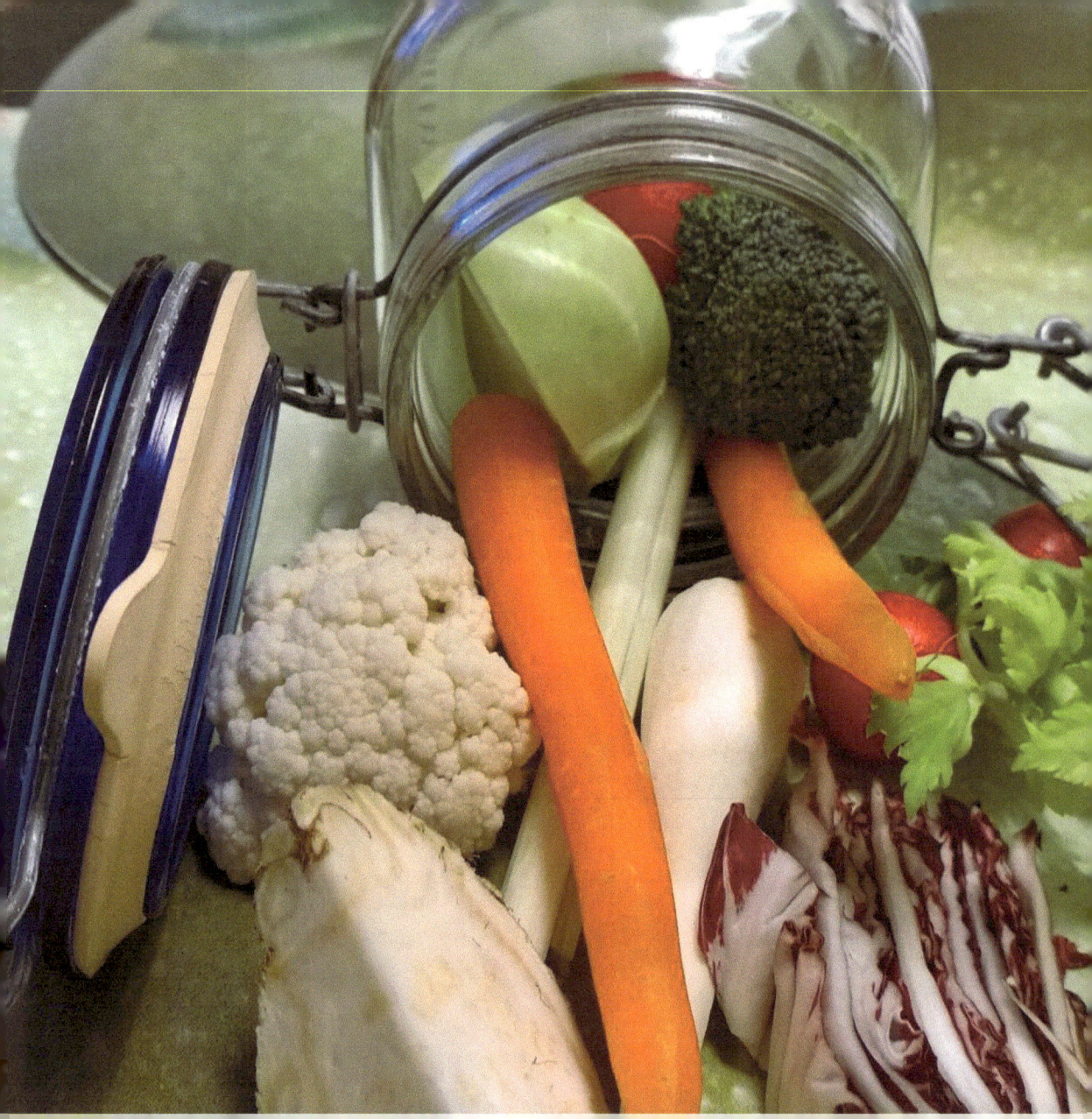

Ihr Kind isst nicht gerne Gemüse?

Sie werden sich wundern, wie schnell es sich einbürgert, dass j e d e r in der Familie hineingreift in das Glas mit den leckeren, frischen, mundgerecht geschnittenen Gemüsestücken. Jede der Gemüsesorten hat andere gesundheitliche Wirkungen und dient der Entwicklung des Kindes in besonderer Weise.

Neben den sehr unterschiedlichen Wirkweisen aber haben die Gemüse die Fähigkeit, den Körper, das Blut b a s i s c h zu konditionieren. Damit wird der Sauerstofftransport im Blut unterstützt, und der Mensch hat quasi auf der Stelle mehr Energie zur Verfügung.

Ein besonderes Geschenk der Natur an Menschen und Tiere, sind auch die sekundären Pflanzenstoffe in den verschiedenen Gemüsesorten aber auch in Salaten und in Obst.

Sie werden als *Phytamine* bezeichnet. Diese dienen der Pflanze zu ihrem Schutz vor Gefressenwerden, zur Abwehr von schädlichen Keimen, vor Insektenbefall, als Schutz vor UV-Strahlen, als Verdunstungsschutz und zur Gewebefestigung.

Diese Phytamine befinden sich im Gewebe von Obst und Gemüse, in den Farbstoffen, dem speziellen Geschmack, den Schalen oder Härchen. In der Naturheilkunde sind die Phytamine von bedeutendem therapeutischen Wert. Oftmals sind diese unterschiedlichen Wirkstoffe bekannt, entfalten jedoch ihre Heilkraft nicht voll oder gar nicht, wenn sie aus der Pflanze isoliert wurden. Erst in Gemeinschaft mit allen anderen Substanzen, die ein Obst oder ein Gemüse ausmachen, kann die ihnen innewohnende Heilkraft optimal wirken.

Heilwirkungen der Substanzen in unterschiedlichen Obst- und Gemüsesorten z. B.:

Zur Senkung des Blutdruckes, Herzstärkung, Verhinderung von Thrombosen, Regulieren des Blutzuckerspiegels, Unterstützung der Verdauung, Stärkung des Immunsystems, Hemmung von Entzündungen, Senken oder regulieren des Cholesterinspiegels, Hemmung der Krebsentstehung, wirken antioxydativ, hormonanregend

Ernährung ist weit mehr, als den Appetit und den Hunger zu stillen. Eine wunderbare Erkenntnis ist, dass sich Gesundheit damit tatsächlich l e n k e n lässt!

Beispiele für vielseitige Nährstoffquellen im rohen Gemüse des *Zauberglases:*

Nährstoff	Wirkung	Quellen
Vitamin A	Als Vorstufe Provitamin A: Sehfähigkeit, Haut, Wachstum	Möhren, Spinat, Löwenzahnblätter
Vitamin D	Knochengesundheit	Champignons
Vitamin E	Schützt andere Vitamin-Funktionen und Fettstoffwechsel	Soja, Haselnüsse, Mandeln, Leinsamen, Paprikaschoten, Sellerie, Avocado,
Vitamin K	Stärkt Blut-, Leber-, Gallenfunktion	Blumenkohl, Broccoli, Möhren, Grüne Erbsen
Vitamin B_1	Energiegewinnung, Nerven	Sojabohnen, Grüne Erbsen, Artischocken
Vitamin B_2	Energiegewinnung, Muskelstabilität, Wachstum	Grüne Erbsen, Broccoli, Spinatblätter
Niacin	Energiegewinnung, Nerven	Champignons
Vitamin B_6	Wichtig für Hormone, bei Sport, Wachstum	Blumenkohl, Paprikaschoten, Spinatblätter, Kohlrübe, Zuckermais
Folsäure	Wachstum, Zellteilung, Reifung roter Blutkörperchen	Blumenkohl, Grüne Erbsen, Paprikaschoten, Broccoli, Möhren, Zucchini, Rote Beete, Salat- und Gemüsegurken, Tomaten, Zuckermais
Pantothensäure	Abbaufunktionen und Entgiftungen, Bildung von Hormonen, Fettsäuren, Stoffwechselregulator, stärkt Haut und Haare	Blumenkohl, Sojabohnen, Broccoli, Grüne Erbsen, Zuckermais
Vitamin B_{12}	Wird für jeden Funktionsablauf benötigt, dient der Nervenstärkung	Fermentierte Gemüsesorten wie: Salzdillgurken, Mixgemüse milchsäurevergoren, Sauerkraut
Vitamin C	Beschützt vor der zerstörenden Wirkung des Sauerstoffs, stimuliert Abwehrkräfte, stabilisiert Bindegewebe, Knochen, Knorpel, Zahnbein, beschleunigt Heilung	Blumenkohl, Grüne Erbsen, Broccoli, Kohlrabi, Kohlrübe, Paprikaschoten, Spinatblätter, Tomaten

Frühstück – die wichtige Mahlzeit

Ja, das Frühstück macht den Tag!

Damit nämlich wird in der Tat der Grundstein für den Verlauf des Tages gelegt.
Dies in Bezug auf das Essverhalten, den Appetit, den Hunger.
Das Frühstück programmiert dementsprechend die Wahl der Nahrungsmittel, die den Tag über verspeist werden, auf die sich der Appetit des Kindes dann richtet.

Aber – und das ist die KRUX: dieses Essverhalten prägt maßgeblich die körperliche und seelische Befindlichkeit des Kindes.

Es lohnen sich also langfristige Planungen und kluge Überlegungen.
Die Qualität des „Betriebsstoffes „Nahrung" entscheidet darüber, wie fit ein Mensch ist, wie leistungsfähig, wie lernfähig und wie ausdauernd er ist.

Eine gute Konzentrationsfähigkeit ist für jedwede Leistungsfähigkeit unabdingbare Voraussetzung.

Freilich, ein lebhaftes Kind, das sportlich unterwegs ist, braucht auch Kohlenhydrate. Aber nicht im Übermaß von der leeren Variante, wie in Nudeln und Gebäck aus denaturiertem, weißen Mehl.

Gewöhnen Sie Ihr Kind an viel Obst, nahrhafte Nüsse, leckere Müslis, an vollwertige, wertvolle Eiweißbrötchen und an richtig gutes, echtes Bäckerbrot.

Mit Liebe zubereitet, schmecken unsere Frühstücksvarianten um Längen besser, als das übliche „Hotelfrühstück", an das uns nur die fatale Gewohnheit bindet.
Das nämlich schmeckt, wenn man einmal Abstand dazu gewonnen hat, im Vergleich zu unseren wertvollen Angeboten, genauso leer, wie es in Wahrheit ist.

Programmieren Sie also mit dem Kind, für das Kind, seinen Ernährungs-Tag, der für ein energievolles und aktives Leben bestimmend ist!

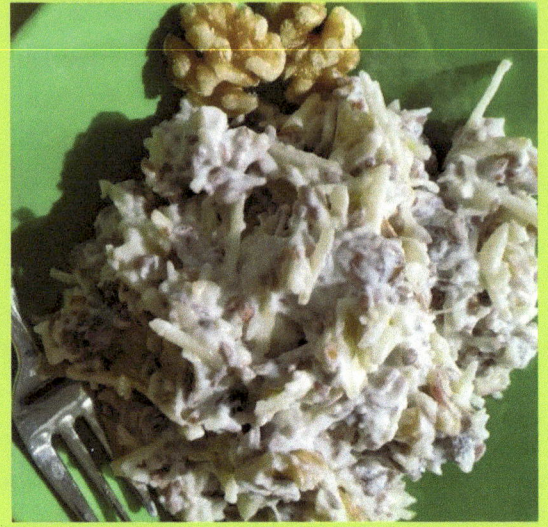

Apfelmüsli

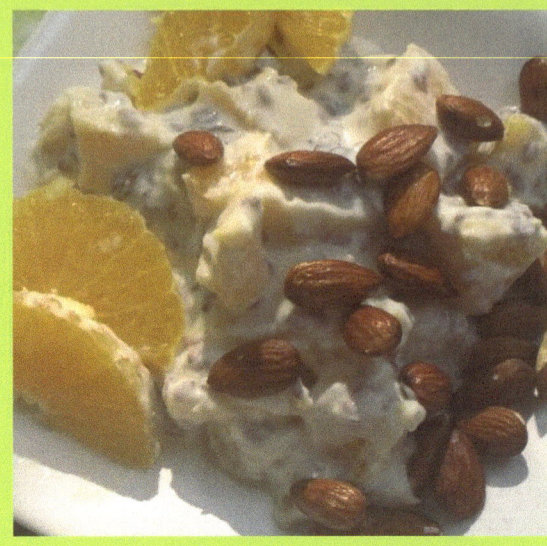

Orangenmüsli

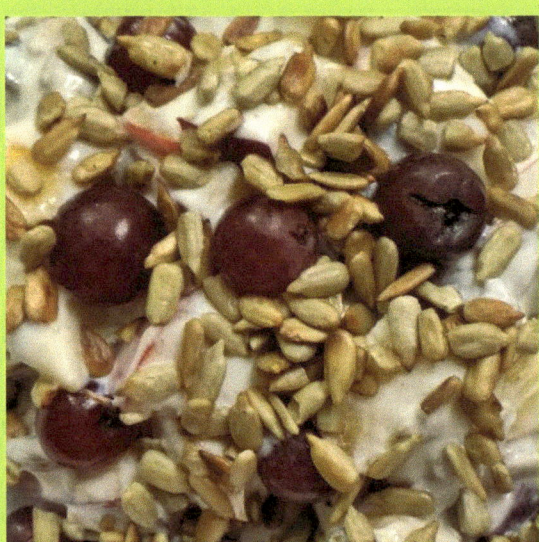

Nektarinenmüsli

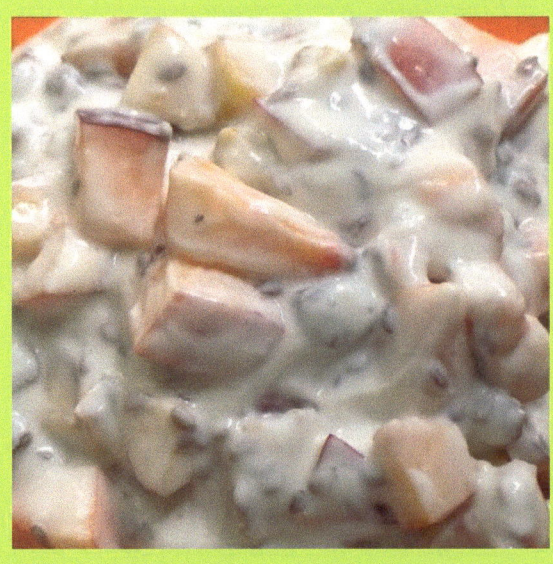

Erdbeermüsli

Muntermacher-Müsli vegetarisch
Für eine Portion

Zutaten:

100 g Magerquark
1 geh. EL Leinsamen
1 geh. EL Rosinen oder Sultaninen
30 g Walnüsse, grob gehackt od. gebrochen
1 Apfel, grob geraspelt

Wahlzutaten:
Statt des Apfels können praktisch alle Früchte der Saison genommen werden, wie Erdbeeren, Pflaumen, Birnen, Ananas, Orangen, Pfirsiche, Nektarinen
Statt der Walnüsse eignen sich alle anderen Nüsse und Samen, bleiben aber nicht so knackig.

Zubereitung:

Alle Zutaten miteinander vermischen

Die Früchte in mundgerechte Stücke teilen. Es können auch verschiedene Früchte für ein Müsli verwendet werden.

Wenn das Müsli mit Ananas bereitet wird, dann diese Früchte erst direkt vor dem Verzehr untermischen, da die Enzyme der Ananas die Walnüsse bitter machen

Evtl. etwas Birnendicksaft* oder Palmblütenzucker sparsam untermischen

Muntermacher-Müsli vegan

Zutaten:

250 g Sojajoghurt Natur
Alle Früchte, wie bei vegetarischem Müsli
Alle Nüsse wie bei Vegetarischem Müsli

Wahlzutaten:

Alle Früchte und Nüsse, wie bei vegetarischem Müsli
Auch Trockenfrüchte, geschnitten

Zubereitung:

Genau wie beim vegetarischen Müsli
Statt der Rosinen können auch geschnittene Trockenfrüchte Einsatz finden

Zusätzliche Variante:

Lecker und gesund ist es, Samen, z.B. Sonnenblumenkerne kurz ohne Öl in der Pfanne anrösten und über das Müsli streuen

Weniger Kohlenhydrate? Eiweißbrötchen und Nudeln sind Alternativen

Konzentrierte Kohlenhydrate mit einem hohen Stärkeanteil haben sich unbemerkt auf unsere Speisekarte geschlichen und nehmen dort einen Platz ein, den wir ihnen bei klugem Abwägen, auf keinen Fall zugestehen, sondern unbedingt streitig machen wollen.

Aber wenn sie so lange geduldet, ja sogar nachdrücklich willkommen geheißen wurden, sind sie nun leider sehr anhänglich und wollen ihren wichtigen Status nun nicht so einfach aufgeben.

Klar doch, Nudeln und Brot sollen nicht komplett abgeschafft werden. Wohl aber soll, ja muss für eine moderne Ernährung, ihr Konsum limitiert werden, und sie sollen den Lebensmitteln Platz machen, die als unabdingbarer Betriebsstoff für die Kindergesundheit und die Entwicklung der jungen Menschen Nutzen bringen.

Aber verzichten, woran man sich so viele Jahre gewöhnt hat, ist so leicht nicht, das wissen wir nur zu gut.

Also ist es naheliegend, sich nach Alternativen umzuschauen, die gleich mehrere Anforderung, die man an gute Nahrung stellt, erfüllen können. Solche Lebensmittel sollen lecker schmecken, vielseitig zubereitet werden können und aus richtig guten Zutaten bestehen. Und, es ist uns auch daran gelegen, sättigende Beilagen zu kreieren, die auch zur Trennkost in die Eiweißzeit passen.

Und genau das ist uns gelungen. So stellen wir hier vor:

Eiweißbrötchen: Dazu haben wir verschiedene Brötchenmischungen* zusammengestellt, die man zum Backen einfach nur mit Sojamilch vermischt, mit einem Eisportionierer kleine Bällchen auf Backpapier setzt, mit einem Löffel etwas abgeflacht, mit Nuss-oder Samenresten bestreut, in 25 Minuten fertig backt.

Inhaltzutaten: verschiedene Kleiesorten (Ballaststoffe, teils unverdaubare Kohlenhydrate), Nüsse oder Samen, Kichererbsenmehl, ein wenig Trockenhefe.

Eiweißnudeln*: Bandnudeln oder Reisnudeln werden in 4 Minuten in Salzwasser gegart.

Inhaltzutaten: Kichererbsenmehl, Eier

Zubereitungsdemo: ***kostenlose 3-Minuten-Videos***: www.ingrid-schlieske-downloads.de

Brötchen- und Nudelmischungen gibt es bei www.vegetrarischerVersand.de

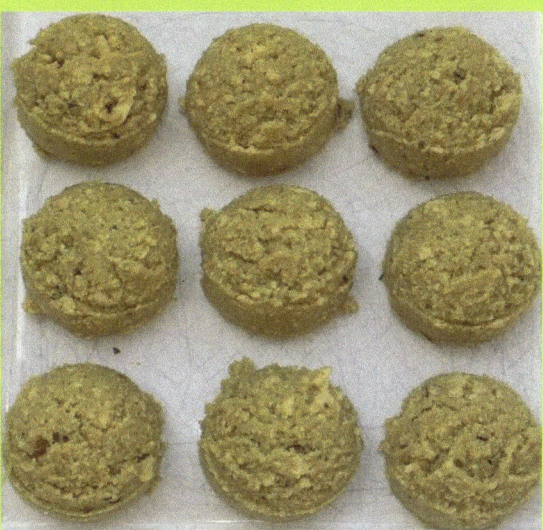

Eiweißbrötchen roh (Eisportionierer)

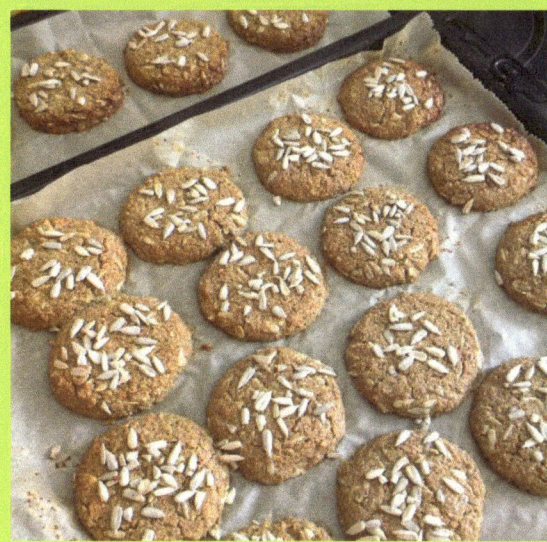

Brötchen - frisch aus dem Ofen

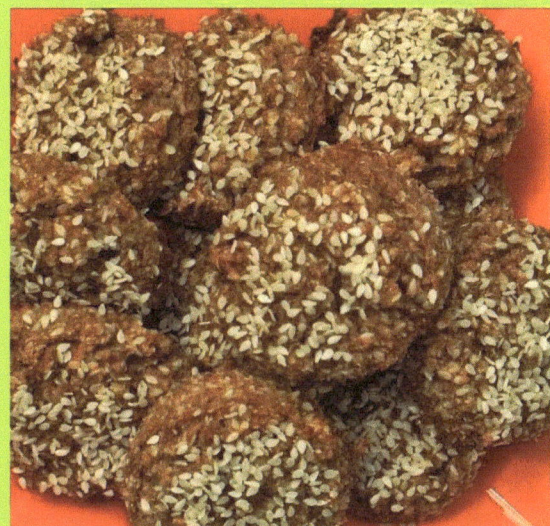

Sesambrötchen

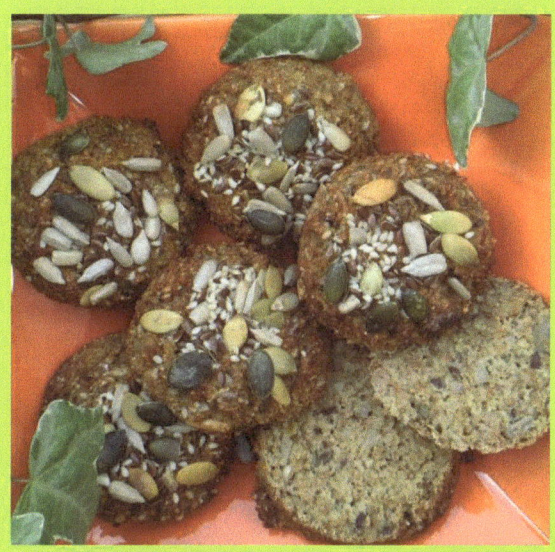

Saatenbrötchen

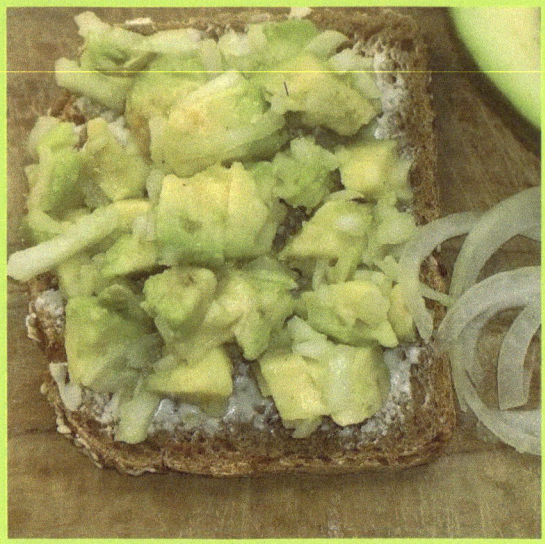

Avocado-Hackepeter, vegan

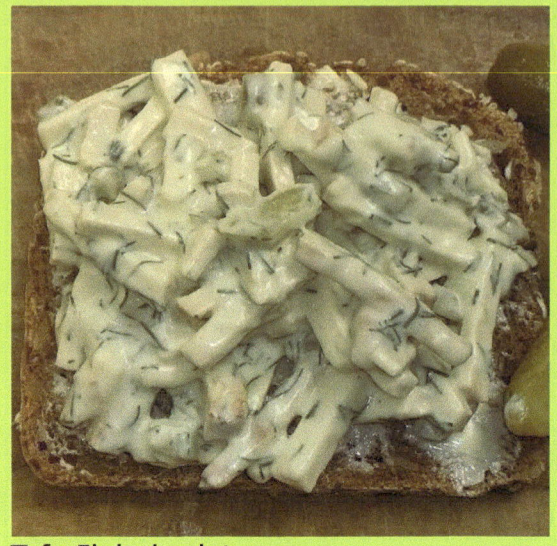

Tofu-Fleischsalat, vegan

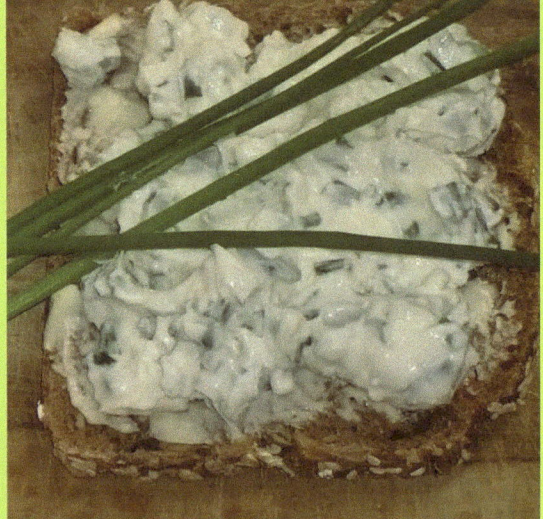

Schnittlauch-Quark, vegan

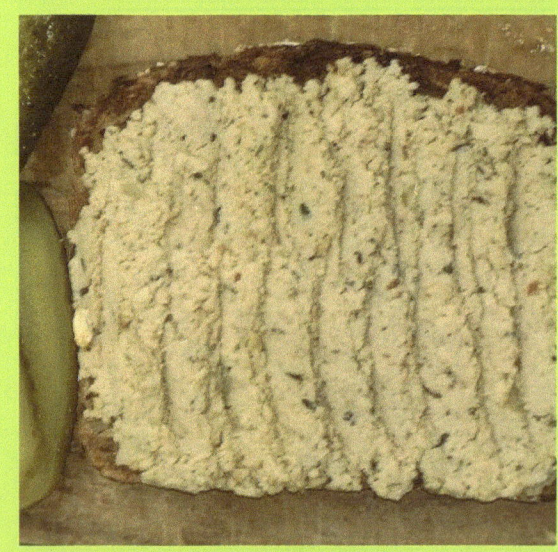

Tofu-Leberwurst, vegan

Avocado-Hackepeter *Zutaten*: Avocado reif, aber noch fest Zwiebel in kleine Würfel teilen Salz Weißer Pfeffer *Wahlzutat*: Feste Tomate in Würfel teilen	*Zubereitung*: Avocado grob würfeln Vermischen mit den Zwiebeln Würzen und abschmecken Ggf. Tomatenwürfel unterheben
Tofu-Fleischsalat *Zutaten:* Räuchertofu in feine Stäbchen geschnitten Salzdillgurken, fein gewürfelt, TL Olivenöl, ggf. Frühlingszwiebel feine Ringe. Petersilie oder Dill fein geschnitten Joghurt 3,5%, Cremefraîche, 1 geh. TL Mayonaise, Gemüsebrühe* zum Streuen, weißer Pfeffer *Vegan*, statt dessen: Sojajoghurt, Sojasahne	*Zubereitung:* Alle Zutaten vermischen und mit den Gewürzen und Kräutern abschmecken. Für vegane Zubereitung: Die Hälfte des Sojajoghurt in Küchenkrepp einige Stunden abtropfen lassen, vermischen mit dem restlichen Joghurt verrühren. Schuss Sojasahne dazu geben. Würzen
Quark mit Schnittlauch *Zutaten* Magerquark oder Sojajoghurt Etwas Öl Salz Schnittlauch in Röllchen teilen Sojasahne	*Zubereitung:* Quark mit Öl vermischen Schnittlauch und Salz einrühren *Vegane Variante:* Die Hälfte des Sojajoghurt durch ein Küchentuch abtropfen, mit dem Rest des Joghurts verrühren, ein Schuss Sojasahne hinzugeben, würzen s.o.
Tofu-Leberwurst *Zutaten:* Räuchertofu Majoran gerebelt, Thymian gerebelt Olivenöl, Gemüsebrühe* zum Streuen	*Zubereitung:* Den Tofu fein pürieren und mit den Gewürzen abschmecken

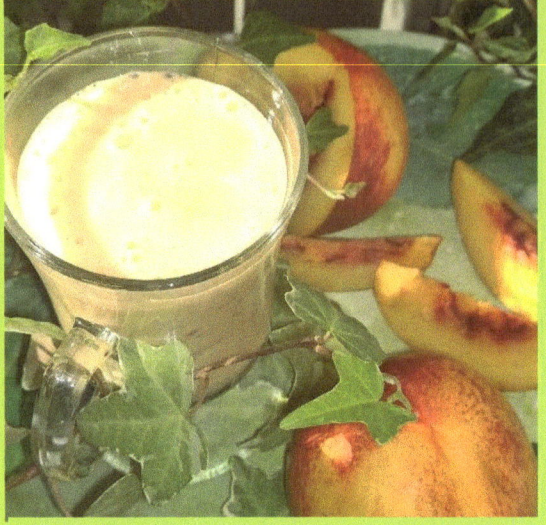

Sojamilch mit Nektarinen

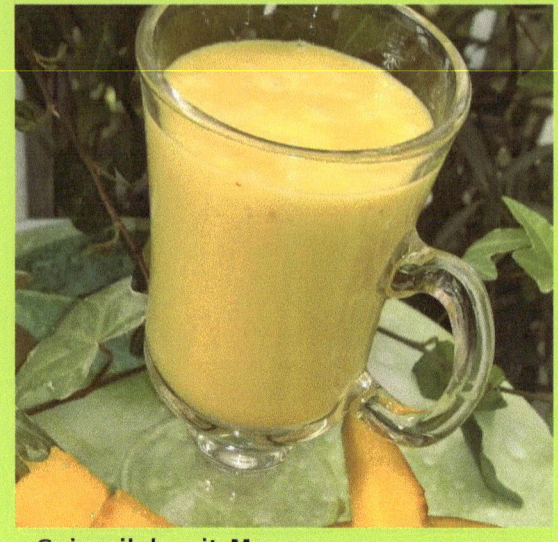

Sojamilch mit Mango

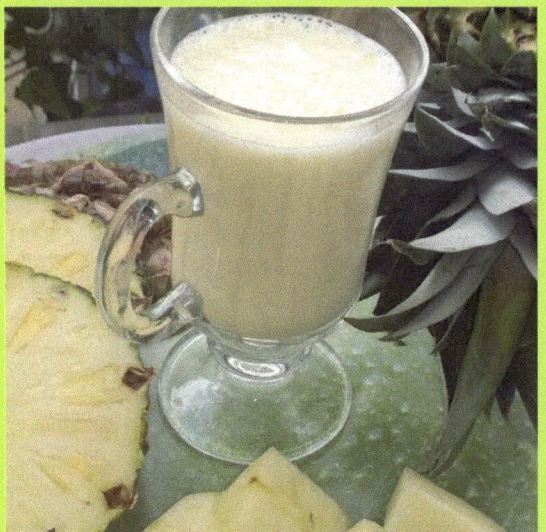

Sojamilch mit Ananas

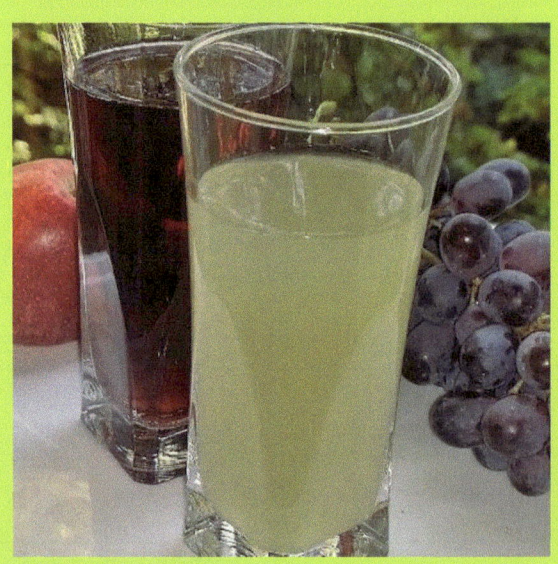

Saft-Limonade

Powerdrinks

Powerdrink mit Sojamilch	
Zutaten für 1 Glas Milch:	*Zubereitung*:
200 ml Sojamilch (natur) 1 dicke Scheibe Ananas <u>o d e r</u> 1 Apfel, oder 1 Birne, oder 1Banane, oder Erdbeeren, Himbeeren, Pflaumen, Pfirsiche Nektarinen, oder anderes Obst nach Belieben Süßen nach Belieben mit Birnendicksaft oder Apfeldicksaft oder Palmblütenzucker	Das Obst in Stücke teilen, in einen Becher geben und mit dem Küchenstab pürieren. Die Sojamilch zugießen. Die Konsistenz der Milch kann beliebig verändert werden, indem mehr Milch oder mehr Früchte verwendet werden.
Powerdrink mit Sojamilch und Sojajoghurt	
Zutaten: 100 ml Sojamilch gemischt mit 100 ml Sojajoghurt Alle Früchte nach Belieben Orangensaft frisch gepresst Zitrone frisch gepresst Süßen nach Belieben mit Fruchtsüße	*Zubereitung:* Durch das Mischen mit Joghurt kann für den Drink eine Smoothie-Konsistenz erreicht werden, die jedoch je nach Zugabe von Früchten verändert werden kann
Saft-Limonade	*Zubereitung:*
Zutaten: Mineralwasser mit oder ohne Kohlensäure FrischeSäfte oder Direktsäfte	Für eine gute Limonade vermischt man etwa ¼ Saft mit Mineralwasser. Ansonsten den Saftcoctail nach Geschmack verdünnen

Suppen lösen das Problem

Viele Kinder essen nicht so gerne Gemüse oder nur eine kleine Auswahl davon. Unsere Cremesuppen aber sorgen dafür, dass Kind t ä g l i c h eine ordentliche Portion Gemüse konsumiert. Denn: unsere Suppen schmecken einfach sensationell, sind blitzschnell zuzubereiten, gelingen immer und erleichtern eine gute Vorratshaltung.

Gut, dies hier ist ein Buch für die gesunde Kinderernährung, aber die Sache mit den Suppen sollte in jedem Haushalt selbstverständliche Gewohnheit werden. *Auch für Erwachsene!*

In beinahe der gleichen Zeit, in der eine Tütensuppe essfertig ist, kann auch eine urgesunde, frische Gemüsesuppe zubereitet sein. Aber unsere Suppen schmecken wundervoll *und* nützen!

Für solche Suppen können alle Gemüsesorten Verwendung finden, auch Reste vom Mittagessen, oder Salatreste (natürlich nicht angemacht). In Notfällen darf auch mal eine Tüte mit gefrorenem Gemüse die Suppenbasis sein. Zu der Suppe ein frisches Eiweißbrötchen oder ein gutes Vollkornbrot mit Butter - und fertig ist eine schnelle, vollwertige Mahlzeit. Neben den wertvollen Vitaminen, Mineralstoffen, Spurenelementen und Pflanzensekundärstoffen, bieten solche Gemüsesuppen ihre Eigenschaft als Basenbildner, wirken also gegen Übersäuerung. Hier ist der beste und wirksamste Kontrahent gegen Müdigkeit, Lustlosigkeit, Schlappheit, Energielosigkeit, schlechte Laune und somit auch gegen Konzentrationsschwäche und Lernschwäche. Also los! *Diese ENERGIESUPPE gehört nun jeden Tag auf den Teller!* Mit einer solchen Suppe kann man auch bei Freunden des Kindes erfolgreich punkten und bei den eigenen auch…!

Suppen-Basis-Rezept

Zutaten für Cremes-Suppen::

Gemüse in große Stücke geschnitten
Würzen mit Gemüsebrühe* zum Streuen
Pfeffer, Paprika, frische Kräuter o.a.
Wasser, Sojasahne oder Sahne oder Creme fraîche

Wahlzutaten:

gebröselter Schafskäse, geriebener Ziegenkäse, geröstete Samen Nüsse, Räuchertofu u.a.

Zubereitung für a l l e Suppen:
Gemüse mit Wasser bedecken
weich kochen
pürieren
Auffüllen mit Wasser für gewünschte Konsistenz
Würzen nach Wunsch
Schuss Sojasahne erst zum Schluss, also nicht mitkochen, wie auch frische Kräuter
Vegane Zubereitung je nach Zutat

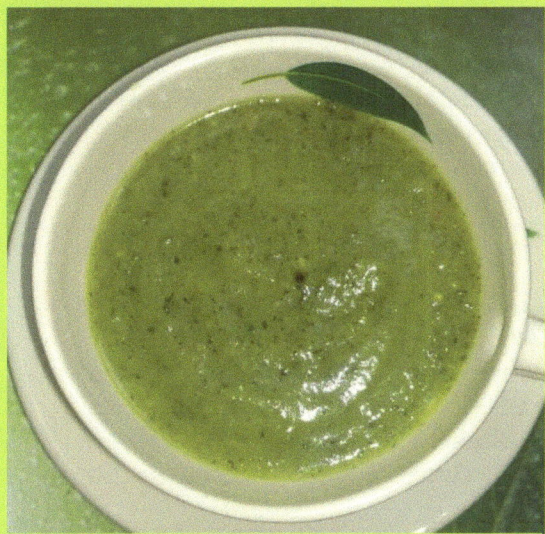

Zucchini-Suppe

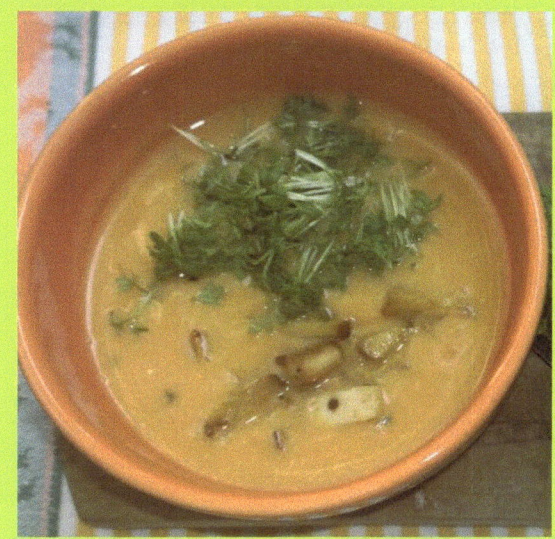

Süsskartoffel-Suppe

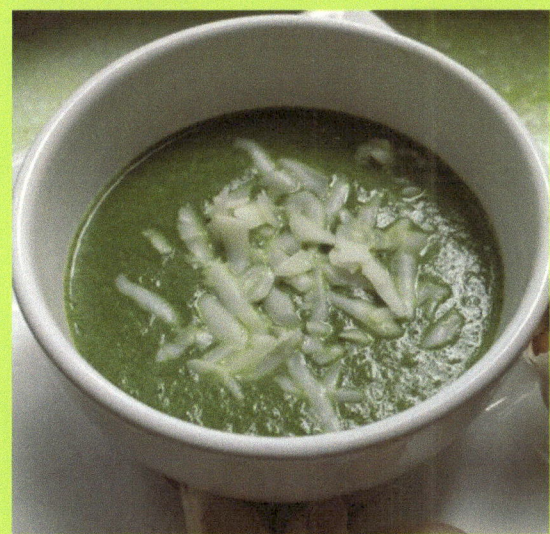

Spinat-Suppe

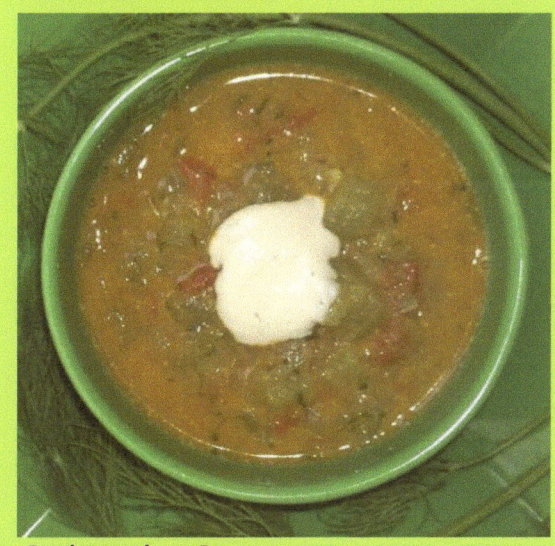

Gurkenrahm-Suppe

Zucchinisuppe	*Zubereitung*:
Zutaten:	Geputzte Zucchini ganz in einen Topf legen
Zucchini	Mit Wasser bedecken, weich kochen
Sojasahne	Pürieren
Gemüsebrühe zum Streuen, Pfeffer	Würzen
	Mit Sojasahne abschmecken (nicht kochen)
Süßkartoffelsuppe	*Zubereitung:*
	Süßkartoffeln weich kochen, pürieren.
Zutaten:	abschmecken mit den Gewürzen, Sojasahne
400 g Süßkartoffeln,	einrühren
Sojasahne, Gemüsebrühe* zum Streuen	Mit frischer Kresse servieren
Kresse	Ggf. Tofu würfeln oder stifteln, zur Suppe
Wahlzutat:	geben
Geräucherter Tofu, gebraten	
Spinatsuppe vegan	*Zubereitung:*
	Suppe nach Vorschrift kochen
Zutaten:	Knoblauch und die Gewürze einrühren
Frischer oder gefrorener Spinat	Mit Sojasahne verfeinern
Muskat, gerieben, weißer Pfeffer	Dazu schmeckt Schafskäse zerbröselt oder
Gemüsebrühe* zum Streuen	Ziegenkäse geraspelt, aber auch Tofu
Knoblauchzehe zerdrückt und gebraten	
Angeröstete Körner, Sojasahne, Tofu	
Gurkensuppe	*Zubereitung:*
	Die Gurken würfeln, anbraten in dem Öl,
Zutaten:	die Zwiebelwürfel braten, die Tomaten gar
Salatgurke oder Gemüsegurken	braten, alles vermischen, mit Wasser
1 große Tomate, gewürfelt, Olivenöl	bedecken und weichgaren, Mit Kartoffel-
1 Zwiebel fein gewürfelt, hellgebraten	stampfer leicht anpürieren, würzen, mit
Gemüsebrühe zum Streuen, Pfeffer	Sahne verfeinern, Dill einstreuen
frischer Dill, fein gehackt.	

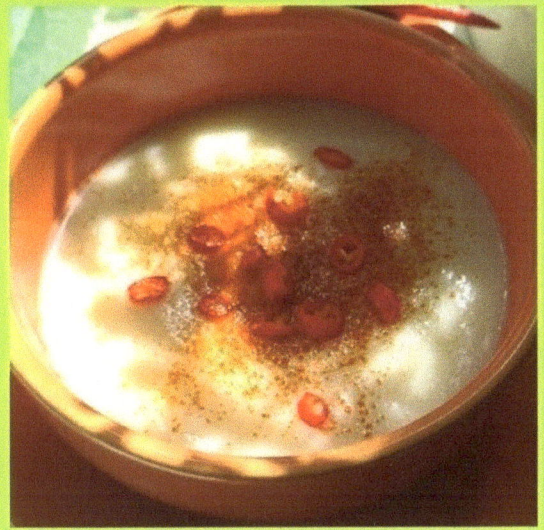

Sellerie-Suppe

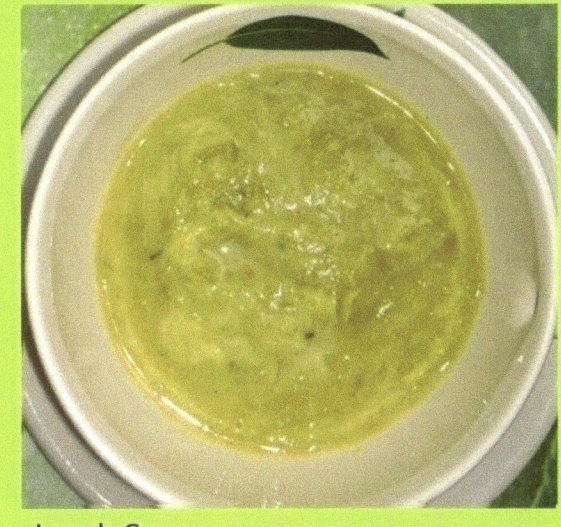

Lauch-Suppe

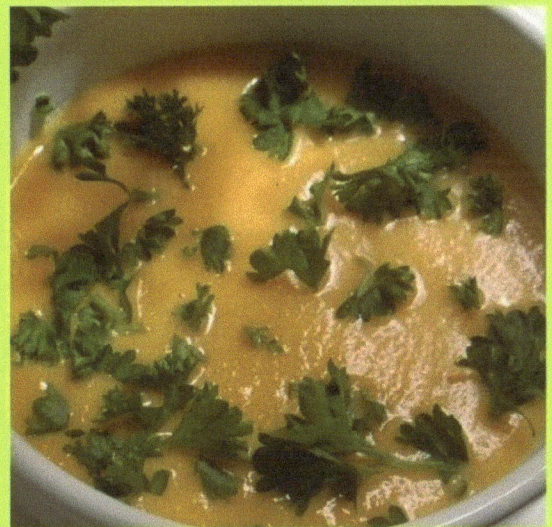

Karotten-Suppe

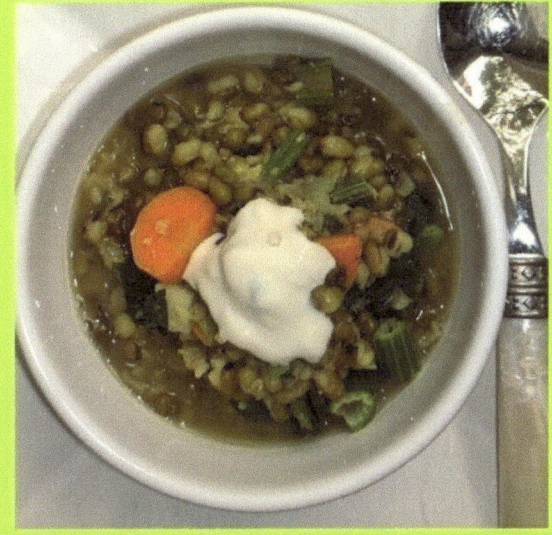

Mungbohnen-Suppe

Selleriesuppe mit Paprika

Zutaten
1 Sellerieknolle in großen Stücken
Gemüsebrühe* zum Streuen
1 kleine Paprikaschote fein gewürfelt
gebraten
scharfes und süßes Paprikapulver
Sojasahne, Olivenöl

Zubereitung:
Sellerie mit Wasser bedecken und sehr weich garen. Pürieren. würzen mit Gemüsebrühe und Paprika. Sahne untermischen.
Die Paprikawürfel zum Servieren auf die Suppe streuen

Lauchsuppe

Zutaten:
2 große Lauchstangen, Apfelstücke
Würzmischung Curry*
Sojasahne

Zubereitung:
Die Lauchstangen sehr gut gewaschen in Stücke teilen, mit Wasser bedecken und gemeinsam mit den Apfelstücken garen, pürieren, würzen und Sojasahne einrühren

Karottensuppe

Zutaten:
4 große Karotten
Gemüsebrühe zum Streuen
Weißer Pfeffer
Sojasahne, Petersilie gehackt
Wahlzutat:
Ingwer gerieben, gebratene Zwiebeln

Zubereitung:
Die Karotten ungeteilt mit Wasser bedecken, weich garen, pürieren und würzen, am Schluss die Sahne einrühren
Mit frischer Petersilie servieren
Wer mag, kann, geriebenen Ingwer roh oder angebraten hin zufügen, oder gebratene Zwiebeln

Mungsuppe
Zutaten:
Mungbohnen
schwarzer Pfeffer
Gemüsebrühe zum Streuen
Sojasahne, Suppengrün gewürfelt
Wahlzutaten:
Zwiebeln, gewürfelt, gebraten

Zubereitung:
Als Eintopf sättigende Hauptmahlzeit.
Bohnen am Vortag in kaltem Wasser quellen lassen, am Folgetag mit dem Suppengrün und den Gewürzen garen.
Ggf. Zwiebeln einrühren.
Schmeckt sehr gut mit etwas Sojasahne vermischt.

Gemüse schonend kochen

Für Gerichte können in diesem Ratgeberbuch nur einige komplette Rezepte veröffentlicht sein. Ich möchte hier lediglich Anregungen geben, wie jeder seinen Ernährungsplan gestalten kann und auf welche Weise Essen so nährstoffschonend, wie nur möglich zubereitet wird. Darin nämlich habe ich beste Erfahrungen. Hier will ich also Hinweise zum schonenden Kochen von Gemüse geben. Vitamine, Mineralstoffe, Spurenelemente, Pflanzensekundärstoffe, Ballaststoffe, wie auch ihre Farben und Aromen, sind von höchstem gesundheitlichen Wert, ja sie machen erst ihren Wert aus. Leider jedoch werden genau diese Wertstoffe durch lange Lagerung und Nahrungsmittelzusatzstoffe, auch Bestrahlungen, stark gemindert. Einen besonders großen Wertverlust aber erfährt frisches Gemüse auch durch den Kochprozess, wenn auf die althergebrachte Weise das Essen zubereitet wird. Die oben genannten Wertstoffe befinden sich dann zum größten Teil im Kochwasser, das in den allermeisten Fällen im Ausguss landet. In dem Buch *TRENNKOST, der Geheimcode der Prominenz*, das ich in Arbeit habe, erläutere ich das näher.

Es ist also naheliegend, sich für eine schonende Kochweise zu entscheiden, bei der genannte Stoffe weitgehend erhalten bleiben. Ich spreche von Kochen ohne Wasser. Das ist übrigens mit fast jedem Kochtopf möglich, wenn er einen dicken, wärmespeichernden Boden hat, so, wie das eigentlich bei modernen Kochtöpfen heute obligat ist.

Trauen Sie sich. Es ist ganz leicht, (fast) ohne Wasser zu kochen. Und das Gekochte schmeckt um Welten besser, wenn es nicht in Wasser weich- und totgekocht wurde und sieht auch appetitlicher aus. Wie roh eben, nur gar. So schmeckt das auch Kindern gut!

Grundrezept: Das gewaschene Gemüse (jede Sorte) in großen Stücken geputzt, oder den Blumenkohl als ganzen Kopf, in den Topf stellen. 1-2 EL Wasser auf den Topfboden geben. Aus den Gewürzen und wenig heißem Wasser eine satte Würzbrühe herstellen und über das Kochgut träufeln. Die Herdplatte auf mittelstarke Hitze stellen und diese sofort auf die kleinste Flamme drosseln, wenn es aus dem Deckel dampft. Den Deckel selten öffnen. Das Gemüse gart nun im eigenen Saft unter 100 Grad. *Schonender geht es nicht!* Falls einige Tropfen Gemüsesaft anfallen: unbedingt auffangen (weil kostbar), und für Suppe oder Soße verwenden.

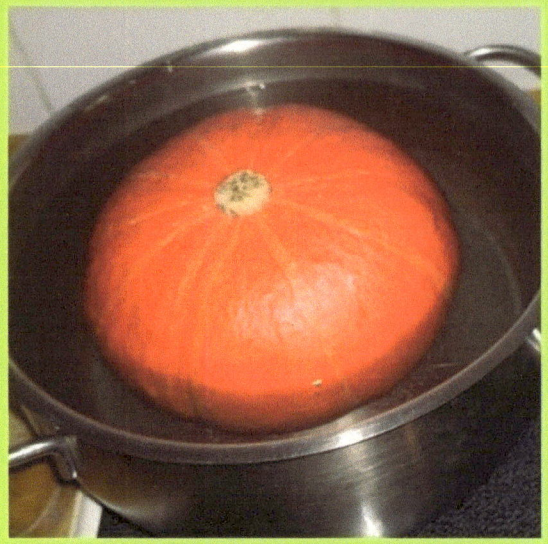

Hokkaidokürbis 5 Minuten köcheln

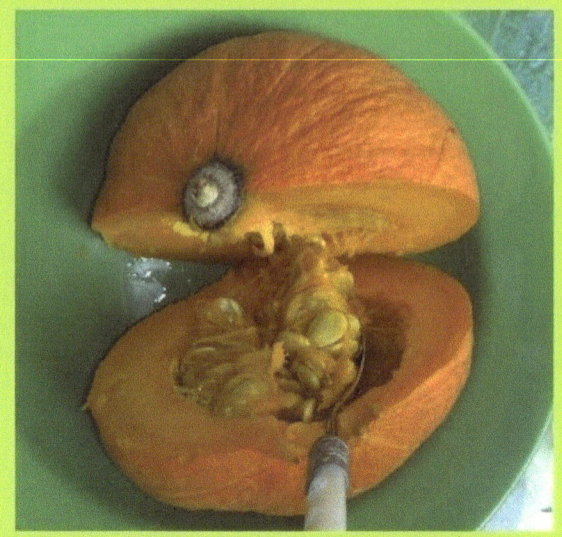

Kürbis abkühlen, durchschneiden

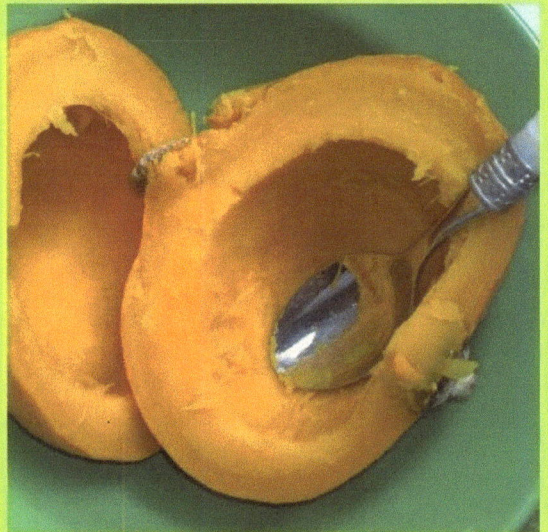

Kürbis entkernen, Stiel ab

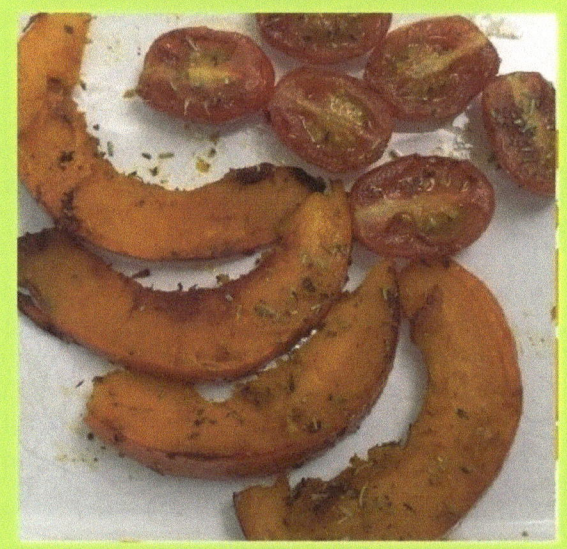

Kürbisscheiben gebraten

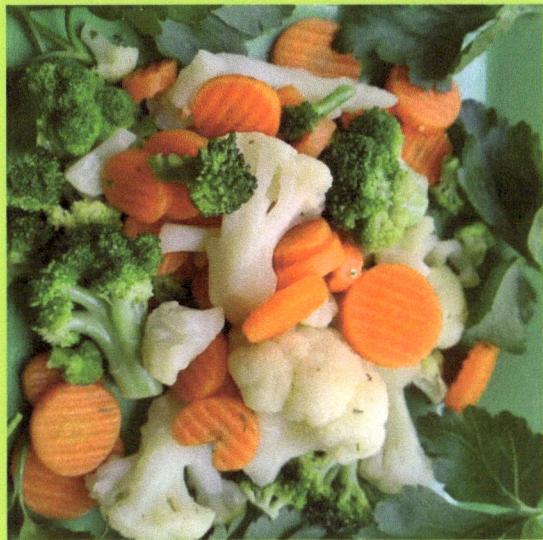

Buntes Tiefkühlgemüse

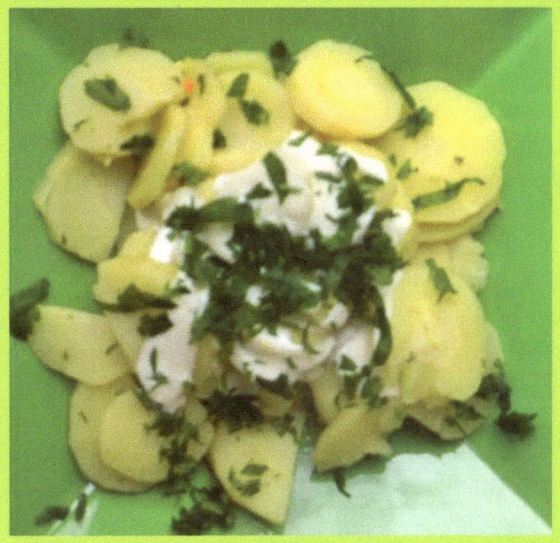

Pastinaken

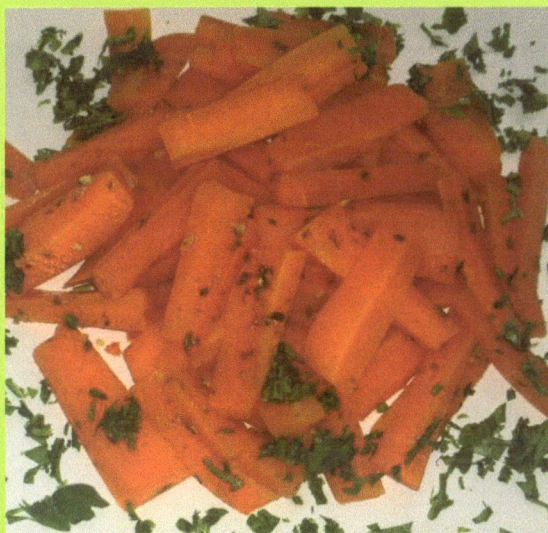

Karotten mit Petersilie

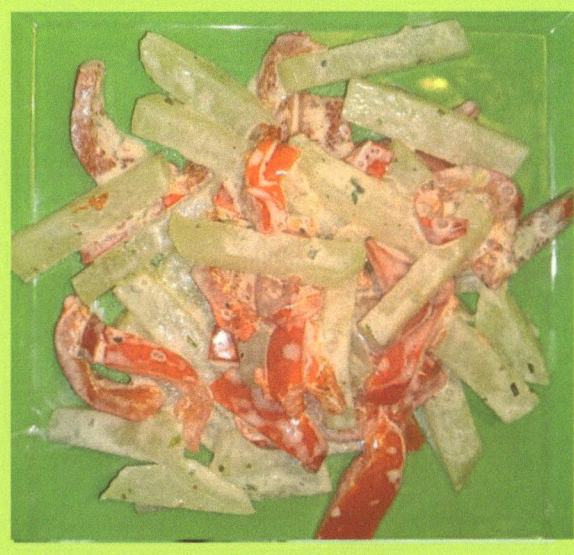

Kohlrabi mit Paprikaschoten

Kürbis gebraten	*Zubereitung*
Zutaten	Den Kürbis zubereiten, wie auf der Tafel
Kleiner Hokkaidokürbis	dokumentiert
Coctailtomaten, Olivenöl	In Scheiben schneiden, würzen und
Gemüseconsommé, scharfes Paprikapulver	gemeinsam mit den Tomaten kurz in Öl
Kräuter der Provence oder Koriander	braten
Buntes Gemüse	*Zubereitung*:
Zutaten:	Gemüse (natürlich auch frisch) würzen), in
Buntes Gemüse aus der Tiefkühltruhe	wenig Wasser garen. Abgießen, und mit
Glatte oder krause Petersilie, Sojasahne	Sojasahne verfeinern.
Gemüseconsommé, weißer Pfeffer	Mit Petersilie umlegen oder bestreuen
Pastinaken	*Zubereitung*
Zutaten	
Pastinaken in Scheiben quer oder läng	Pastinaken würzen in wenig Wasser garen
Gemüseconsommé, weißer Pfeffer	und abgießen.
Sojasahne, Petersilie fein geschnitten	Vermischen mit den Wahlzutaten und der
Wahlzutat: Tomatenmark oder gebratene	Sojasahne
Zwiebeln, gebratene Knoblauchzehen	
Karotten mit Petersilie	*Zubereitung*
Zutaten:	Die Karotten längs schneiden, oder in
Karotten	Scheiben teilen.Würzen mit Gemüsecon-
Gemüseconsommé, weißer Pfeffer	sommé und Pfeffer, garen in wenig Wasser.
Petersilie fein gehobelt	Abgießen und die Petersilie unterheben.
Wahlzutat:	Ggf. Sahne einrühren, mit Zwiebeln servie-
Sojasahne, gebratene Zwiebelringe	renSojasahne und Petersilie unterrühren
Kohlrabi	*Zubereitung*
Zutaten:	Kohlrabi in Stifte teilen, Paprikaschoten in
Kohlrabi, eine kleine Paprikaschote	Stücke schneiden. Würzen mit
Sojasahne	Gemüseconsommé und Pfeffer. Alles in
Gemüseconsommé, weißer Pfeffer	wenig Wasser garen. Abgießen und die
Wahlzutat:	Sahne unterrühren. Bestreuen mit den
Petersilie oder Koriander, gehackt	gehackten Kräutern

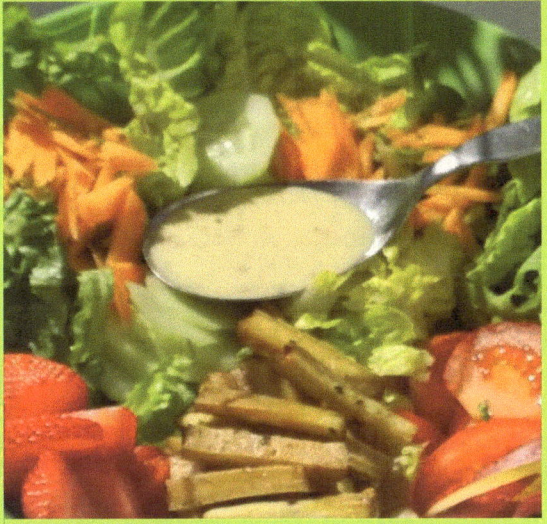

Bunter Salat

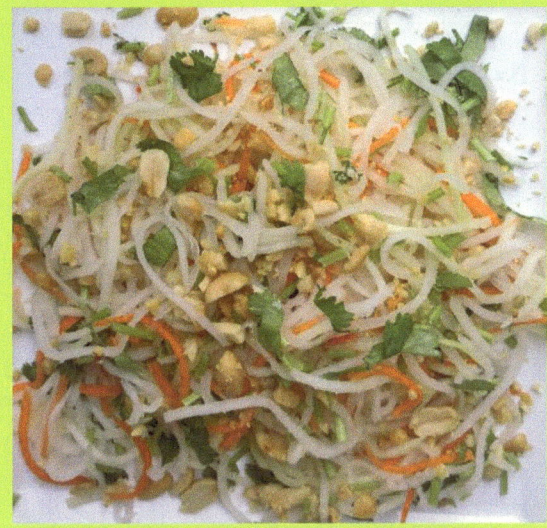

Kohlrabi-Karottensalat mit Erdnüssen

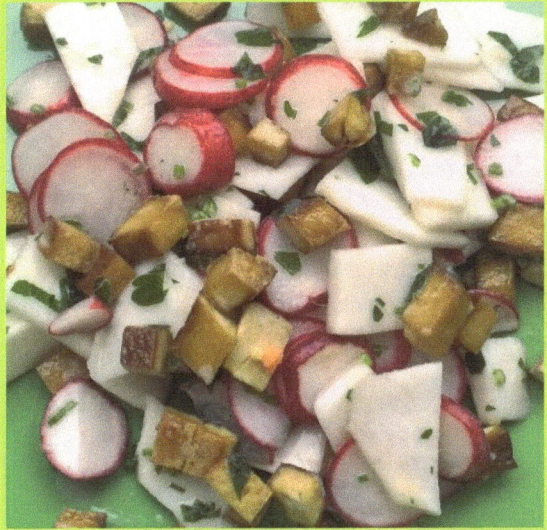

Radieschen-Rübchensalat mit Tofu

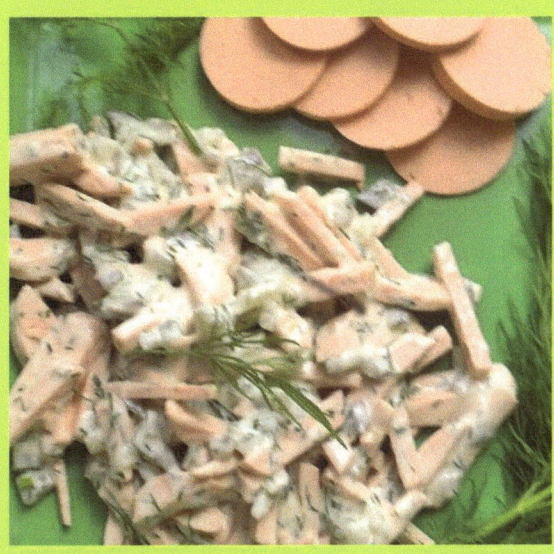

Fleischsalat - vegan

Salate **Bunter Mischsalat mit Sahnedressing** *Zutaten*: Alle Salatsorten die man zur Hand hat *Dressing*: Zitrone, Olivenöl, Sojasahne, scharfer Senf, Honig, frische Kräuter nach Wahl, Pfeffer Obst, Gemüseconsommé zum Streuen	*Zubereitung:* Die Salate in mundgerechte Stücke teilen Apfelscheibchen oder anderes Obs dazu Für das Dressing alle Zutaten zusammenrühren und abschmecken Ggf. Räuchertofustreifen würzen u. braten
Karotten/Kohlrabisalat mit Erdnüssen *Zutaten*: Karotten und Kohlrabi fein geraspelt, Chilischote in feinen Ringen Koriander geschnitten, Erdnüsse geröstet *Dressing*: Weißer Balsamico, Honig, wenig Salz	*Zubereitung:* Die fein geraspelten Karotten und Kohlrabi mit dem abgeschmeckten Dressing vermischen, die Chili und den Koriander untermischen. Die Erdnüsse über den Salat streuen
Radieschen/Rübchen-Salat *Zutaten*: Radieschen u. weiße Rübchen in Scheiben Räuchertofu gewürfelt, gewürzt, gebraten Petersilie oder Schnittlauch *Dressing*: Essig, Öl, Honig, Gemüseconsommé, Petersilie oder Schnittlauch geschnitten	*Zubereitung:* Radieschen und Rübchenscheiben vermischen, das Dressing abschmecken und einrühren. Die Tofuwürfel heiß aus der Pfanne vor dem Servieren unterheben, die gewählten Kräuter über den Salat streuen
Veganer Fleischsalat *Zutaten*: Räuchertofu oder vegane Wurst in Stiften Salzdillgurken in kleinen Würfeln *Dressing*: Zitrone, Sojasahne, Gemüseconsommé, weißer Pfeffer, Dill (geschnitten), wenig scharfer Senf *Wahlzutat*: Ruccola geschnitten	*Zubereitung* Tofu und Gurken vermischen. Das Dressing abschmecken und unterheben. Ruccola einrühren oder über den Salat geben. Das schmeckt lecker zu Brot, aber auch so, als Snack zwischendurch

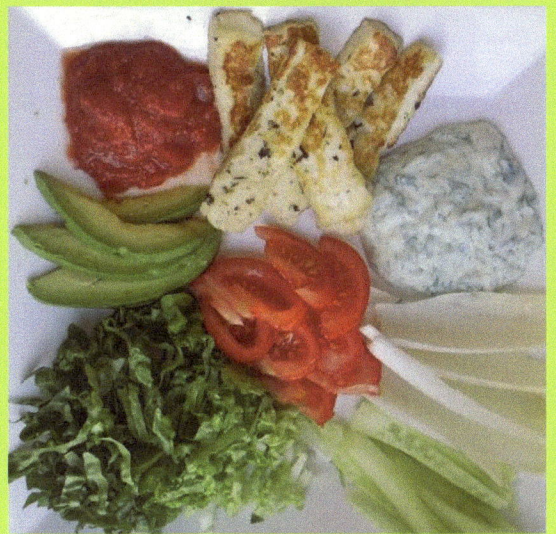

WRAP - Vorschläge für Zutaten

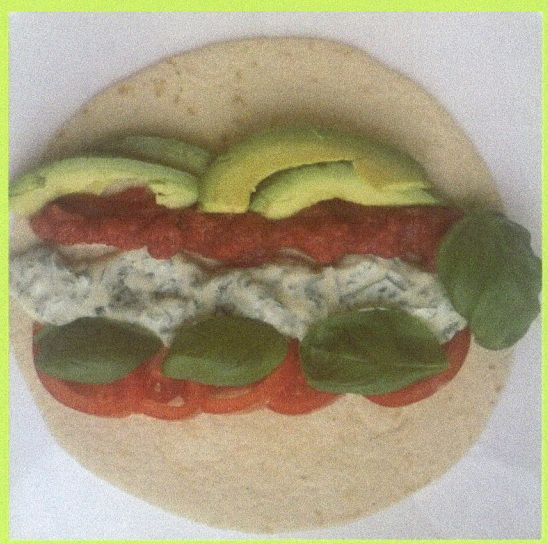

WRAP - Zubereitungsvorschlag

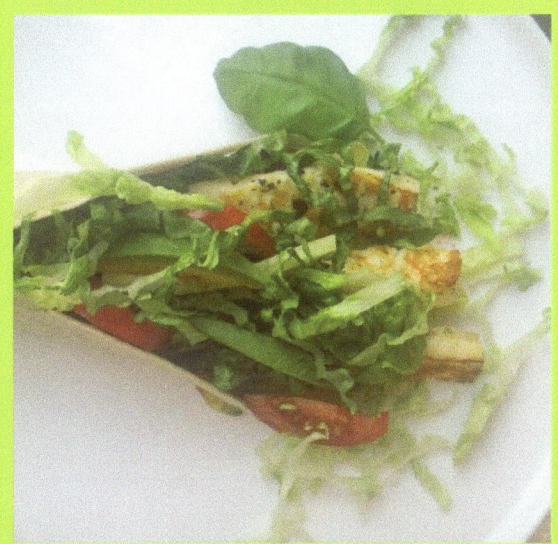

WRAP - als Tüte, geht auch als Rolle

Hier ist ein kleiner Vorschlag für unzählige Möglichkeiten, wie man Wrap zusammen-stellen kann.
Lassen Sie Kinder wählen, womit sie diese füllen wollen. Da eignen sich dünne Karottenstangen, Selleriestangen, Schafskkälse, verschiedene Sojasorten oder andere Sorten, aber auch Peperoni und gebratener Tofu geräuchert, oder paniert. Serviert wird, indem der Fladen zu einer Tüte oder Stange zusammengerollt wird. Am unteren Ende wird Butterbrotpapier oder Backpapier zum Anfassen herumgewickelt. Selbstverständlich kann ein WRAP auch ohne Fladen mit Messer und Gabel vom Teller gespeist werden. Aber besonders das unkonventionelle Essen aus der Hand macht Kindern Spaß (und Erwachsenen übrigens auch)!

KINDERHIMMEL Wrap vegan

Zutaten:

Tortillafladen (Bioladen oder Supermarkt)
Scharfe Barbecuesoße
Sojajoghurt
Senf scharf
Olivenöl
Honig
Gemüsebrühe zum Streuen
1 Knoblauchzehe durchgedrückt
Weißer Pfeffer

Petersilie gehackt und gewürzt mit
Öltropfen vermischt
1 Avocado in längliche Stücke geschnitten
1 Tomate in Spalten
Räucher-Tofu, in längliche Stifte
geschnitten, gebraten
Salat fein geschnitten

Wahlzutaten, z. T. nicht vegan:
Sojaschnetzel
Gurkenstäbchen
Peperoni
Tofuscheiben in Mandeln paniert, gebraten
Tzaziki, Schafskäse
Gewürzgurken, Salzdillgurken
Chicorée
Halloumi in Stiften gebraten

Zubereitung:

Den ausgebreiteten Fladen in der Mitte
längs mit 1 geh. EL Barbecuesoße
bestreichen

Längs alle Zutaten einschichten

Aus Joghurt, Senf, wenigen Tropfen Öl,
Honig, dem Knoblauch und den Gewürzen
ein dickflüssiges Dressing anrühren

Aus dem Dressing eine üppige Spur ziehen.

Nachdem alle leckeren Sachen darauf
untergebracht sind, nach Belieben Dressing
zugeben und alles einrollen.

Butterbrotpapier um das untere Drittel der
Rolle wickeln, damit man bequem
reinbeißen kann.

Hauptmahlzeiten

Hier warten die kostbaren Proteine auf ihren Einsatz.

Ihre kleinsten Teile, die Aminosäuren, bieten den Grundstoff für den Zellaufbau in unseren Körpern. Hier ist das Material aus dem Organe, Gefäße, Blut und Knochen bestehen.
Freilich, der Körper und seine Systeme sind durchaus in der Lage, „innerbetrieblich" benötigte Umbauarbeiten vorzunehmen, um aus Fett und Kohlenhydraten Eiweiße zu produzieren oder umgekehrt.

Einige der erforderlichen Aminosäuren jedoch sind essentiell und können nur mit der Nahrung aufgenommen werden. Sie sind besonders in Hülsenfrüchten und auch bestimmten Getreidesorten vorhanden.

Langfristig aber ist jeder Mensch darauf angewiesen, sich mit wertvollem Betriebsstoff zu versorgen, damit aus Aufbau und Umbau stabiles Gewebe, starke Knochen und insgesamt widerstandsfähige Organe und Systeme entstehen.
Besonders in der Zeit der Entwicklung ist es immens wichtig, das Kind mit allen erforderlichen Nährstoffen zu versorgen, damit es, grundversorgt, dem Lebenskampf auf allen Ebenen gewachsen ist. Und das bezieht sich nicht nur auf die körperliche Leistungsfähigkeit, sondern auch auf die Gehirnleistung.

Zum Wohl für unsere Kinder gilt also: sie sind und werden das, was aufgrund ihrer Ernährung möglich ist!

Es werden hier in meinem Ratgeberbuch nur vegetarische Gerichte vorgestellt. Dies nicht, weil nur diese Ernährung empfohlen wird, sondern weil für Fleisch und Fisch genügend Rezepte bekannt sind.
Es soll jedoch nicht der Eindruck entstehen, dass ausschließlich eine vegetarische oder vegane Ernährungsweise ist, die Gesundheit des Kindes begünstigt.

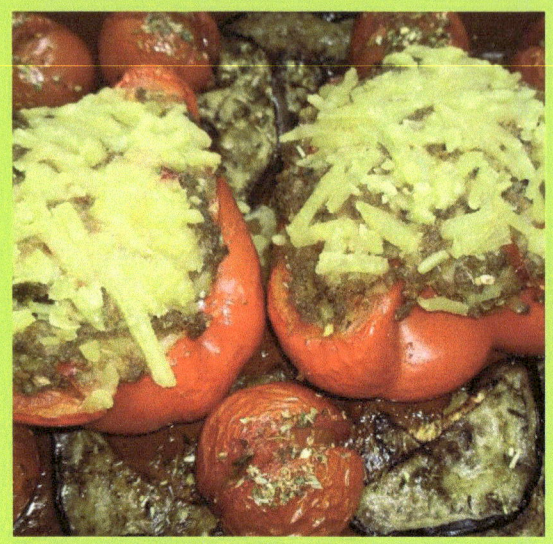
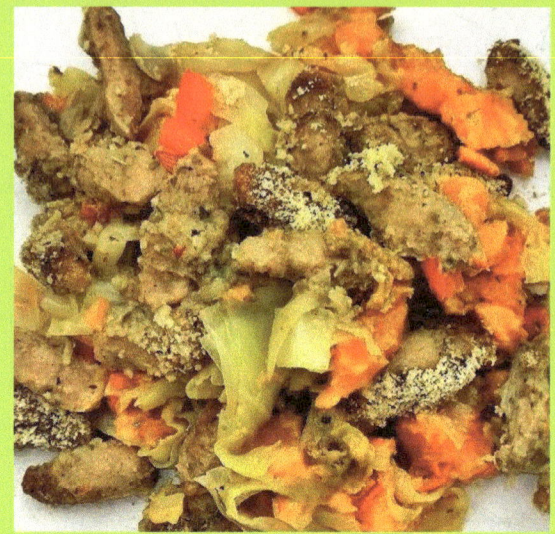
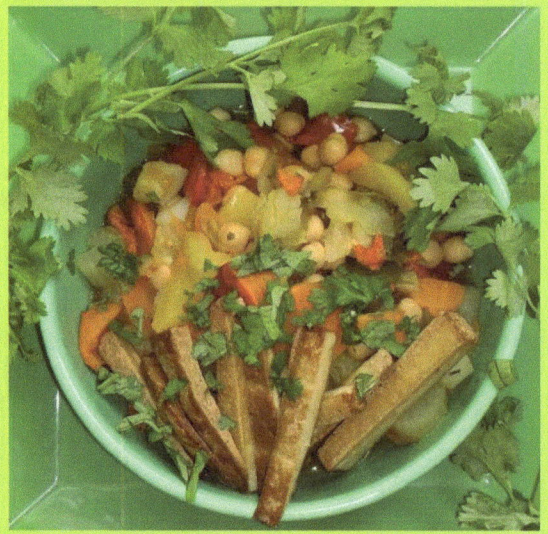
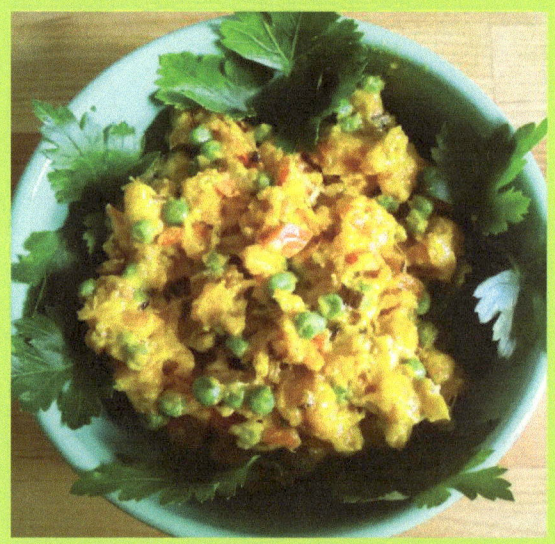

Gefüllte Paprikaschoten

Zutaten:

2 rote Paprikaschoten
1 gelbe Paprikaschote fein würfeln
100 g Sojahack*
200 g Schafskäse oder Gouda geraspelt
Olivenöl
100 g Blumenkohl, weich gekocht, püriert
Tomatenmark
2 große Tomatengewürfelt
12 Coctailtomaten
1 große Zwiebel, fein gewürfelt
1 gestr. TL Johannisbrotkernmehl
Gemüsebrühe zum Streuen*
Kräuter der Provence
süßes und scharfes Paprikapulver
Für vegane Zubereitung: Schafskäse durch veganen Käse ersetzen (Analogkäse)
*bei www.vegetarischerVersand.de

Zubereitung:
Das Hack mit 200 ml kochendem Wasser übergießen, 30 Minuten quellen lassen 130 g Käse raspeln oder bröseln und in die noch heiße Masse geben. Die Zwiebeln mit in etwas Öl anbräunen, die Paprikawürfel darin braten, am Schluss die Tomatenwürfel mitbraten und das Tomatenmark darin verrühren. Alles mitsamt dem Blumenkohl in die Hackmasse mischen.
Johannisbrotkernmehl gut verrühren.
Abschmecken mit den Gewürzen und Kräutern.
Paprikaschoten halbieren und mit der Masse füllen, den Restkäse aufstreuen.
Öl in eine Auflaufform geben und die Paprikaschoten einsetzen. Die Tomaten einschneiden und von innen würzen.
Bei 180° etwa 50 Minuten im Ofen backen.

Schnelle Gemüsepfanne mit Tofu

Zutaten:

200 g Räuchertofu, gewürfelt
2 Karotten, 1 Kohlrabi, 1 kl. Sellerieknolle,
100 g feine, gefrorene Erbsen
50 g Glasnudeln, in Salzwasser gekocht
Sojasoße*
Olivenöl
Strauß Petersilie, grob gehackt
Gemüsebrühe* zum Streuen
Weißer Pfeffer

Zubereitung:
Das Gemüse in Würfel teilen und in wenig Wasser nicht zu weich, garen, abgießen.
Würzen mit etwas Sojasoße, der Gemüsebrühe und Pfeffer. Die Tofuwürfel darin wenden und von allen Seiten kurz braten.
Das Gemüse und die Nudeln dazu geben, alles durchbraten und am Schluss die Erbsen untermischen. Vom Herd nehmen.
Vor dem Servieren die Petersilie einrühren und bei geschlossenem Deckel noch etwas ziehen lassen.

Kichererbseneintopf

Zutaten:
Kichererbsen im Glas (oder selbst gekocht)
1 kleiner Hokkaidokürbis

1 große Zwiebel, grob gewürfelt
2 große Tomaten, grob gewürfelt
Olivenöl
Gemüsebrühe* zum Streuen,
weißer Pfeffer
Sojasahne
Strauß frischer Kerbel oder Petersilie, gehackt

Zubereitung:
Die fertig gegarten Kichererbsen abgießen und in einen Topf geben.
Den Kürbis in kochendes Wasser stellen und 5 Minuten köcheln lassen, dann abkühlen, entkernen und in mundgerechte Würfel teilen. Diese zu den Erbsen geben.
Die Zwiebel in dem Öl mittelbraun anbraten, am Schluss die Tomaten mitbraten, alles in den Eintopf mischen.
Abschmecken mit den Gewürzen. Alles, auch die Kräuter noch einige Minuten köcheln lassen.
Sojasahne unterrühren.

Kichererbsensalat

Zutaten:
Kichererbsen im Glas (oder selbst gekocht)
½ rote, ½ grüne Paprikaschote, fein gewürfelt, f
1 große, feste Tomate, fein gewürfelt
1 Frühlingszwiebel in feinen Ringen
1 Avocado, nicht zu weich, würfeln
Olivenöl
2 Knoblauchzehen, durch die Presse
Gemüsebrühe* zum Streuen oder Salz
Weißer oder schwarzer Pfeffer
Creme fraîche oder Sojasahne

*erhältlich   bei
www.vegetaricherVersand.de

Zubereitung:
Aus etwas Öl, der Creme fraîche und dem Knoblauch ein Dressing rühren.
Abschmecken mit allen Gewürzen.
Alle Zutaten untermischen.

Veganer nehmen statt der Creme fraîche Sojasahne.

Dieser Salat schmeckt einfach supergut, nicht nur Kindern. Er ist auch ein Tipp als Partysalat oder/und für Gäste, weil er sich gut vorbereiten lässt.

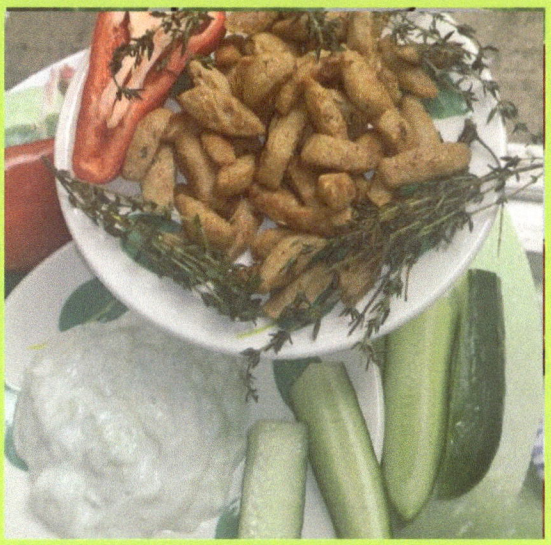

Sojagyros mit Zaziki vegan

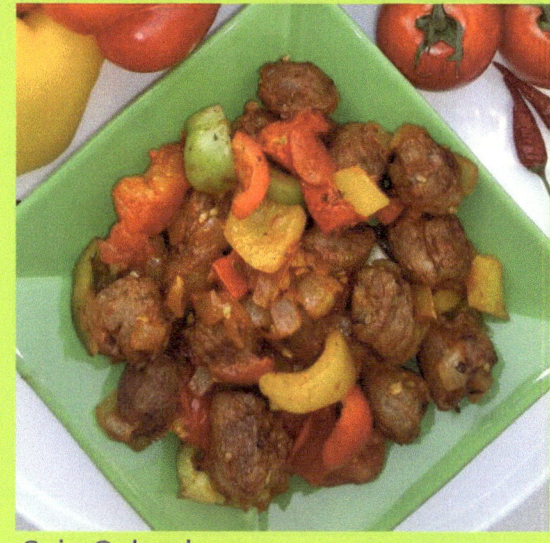

Soja-Gulasch

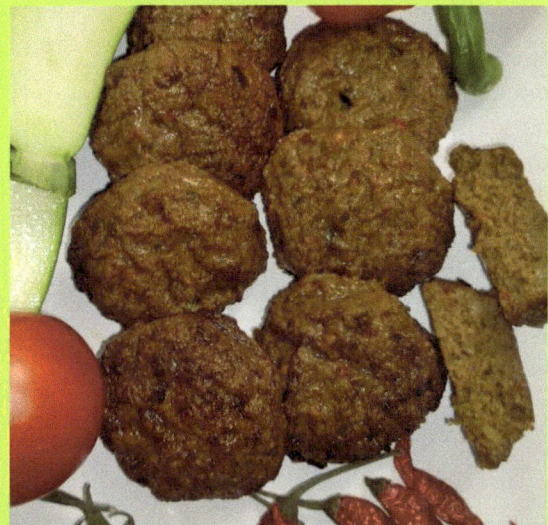

Soja-Bratlinge (Buletten)

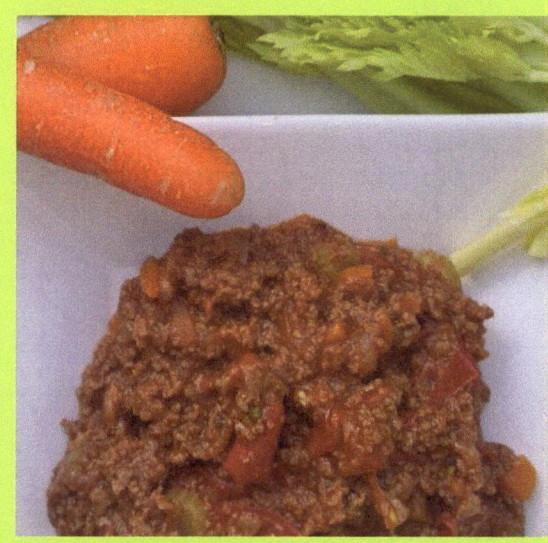

Soja - Soße Bolognese

Gyros mit Tsatsiki *Zutaten:* 100 g Sojaschnetzel Gyrosgewürz Olivenöl 2/3 Griechischer Joghurt 1/3 Sahnequark Schlangengurke, geraspelt, abgetropft Dill, Knoblauchzehen, durch Presse Salz oder *vegan:* Sojajoghurt, Sojasahne	*Zubereitung:* Die Schnetzel mit kochend heißem Wasser übergießen, 30 Minuten quellen, abtropfen In sehr heißem Öl von allen Seiten anbraten, bis sie Farbe nehmen, würzen und noch einmal durchbraten. Joghurt mit Quark mischen, Gurke und Knoblauch unterheben, würzen (*Vegan:* 1/2 Sojajoghurt durch Küchenpapier einige Stunden abtropfen, verrühren mit dem Rest des Joghurts), mit Schuss Sojasahne, Gurke, Knoblauch und Dill vermischen und salzen.
Soja-Gulasch *Zutaten:* 100 g Sojafleisch Gulasch 1 -2 große Zwiebeln, grob gehackt, gebraten 2 große Tomaten in Stücke geschnitten 1 rote Paprikaschote, in Stücken gebraten 1 grüne Paprikaschote in Stücken gebraten Olivenöl Würzmischung Ungarisch Gulasch *Wahlzutat*: Sojasahne, Rotwein	*Zubereitung:* Das Gulaschfleisch mit kochendem Wasser übergießen, mind. 30 Minuten quellen, abtropfen und in heißem Öl von allen Seiten gut anbraten, in einen Topf geben und 1 Tasse Wasser oder Rotwein hinzufügen. Alle Zutaten in einer Pfanne mit heißem Öl mit den Tomatenstücken kurz durchbraten, Würzen und zusammen mit dem Sojafleisch ca. 20 Minuten köcheln. Ggf. die Wahlzutaten vor dem Servieren zugeben.

Sojabuletten

Zutaten für 4 Personen
100 g Sojahack*
100 g geraspelten Goudakäse
2 mittelgroße Zwiebeln, Würfel gebraten
100 g Blumenkohl, weich gegart
Petersilie gehackt, 1 Ei
Würzmischung Hackbratlinge o. a.
Olivenöl

Vegane Variante:
Statt Käse und Ei: Sojamilch, 1 TL Sojamehl, Johannisbrotkernmehl

Zubereitung: Das Hack mit 200 ml kochendem Wasser mischen, 30 Minuten quellen lassen.
In die noch heiße Mischung den Käse geben.
Alle anderen Zutaten später unterheben.
Mit einen kleinen mechanischen Eisportionierer, Bällchen auf Backpapier auf ein Backblech setzen, oben etwas abflachen und mit Öl beträufeln.
Bei 175° etwa 25 Minuten backen. Nicht zu dunkel werden lassen, damit sie für die Vorratshaltung, ggf. knusprig aufgebraten werden können.
Die Buletten lassen sich prima einfrieren.

Soja-Soße-Bolognese

Zutaten für 4 Personen:

100 g Sojahack*
Tomatenmark,
kleine Büchse geschälte Tomaten
Gewürzmischung Bolognese*
1 mittelgroße Zwiebel, fein gehackt
2-4 Knoblauchzehen, durch die Presse
1/8 L Weißwein
Olivenöl

Wahlzutaten:
Rote, grüne und gelbe Paprikaschote klein gewürfelt
Sojasahne

Zubereitung: Das Hack mit 200 ml kochendem Wasser mischen, quellen lassen.
Die Zwiebeln in der Pfanne in Öl leicht bräunen, den Knoblauch zugeben, anbraten. Tomatenmark einrühren, mit dem Wein ablöschen, die Tomaten dazugeben und alles einige Minuten köcheln lassen. Mit den Gewürzen abschmecken.
Das Hack in Öl gut anbraten, bis es etwas Farbe nimmt. Dann alles zusammen in einen Topf geben und 20 Minuten unter gelegentlichem Rühren köcheln lassen.

Ggf. die Paprikaschoten in einer Pfanne extra gar braten und am Schluss mitköcheln lassen. Wer mag, rührt etwas Sahne ein.

Ein bisschen Sünde muss sein!

Immer nur vernünftig sein, ist fast so ungesund, wie immer unvernünftig zu sein.

Der ansonsten gesund ernährte Körper kann es durchaus „wegstecken", wenn man ihm mal Nahrung zumutet, die nicht unbedingt nützlich ist und die nicht explizit der Gesundheit dient.

Schon die Muttermilch ist von der Natur süß gemacht. Hier wird ein Kind also schon auf den süßen Geschmack gebracht, kann also wirklich schädlich nicht sein.

Ein Problem ist erst durch das heutzutage praktizierte Ungleichgewicht entstanden. Wo Süßes ein seltener Genuss sein sollte, wird es vielfach zur Hauptnahrung erhoben.

Vorsicht ist generell geboten, wenn für ein Nahrungsmittel oder ein Getränk Werbung gemacht wird. Dann ist immer nur von „Geschmack" die Rede. Selten aber von dem gesundheitlichen Wert. Außer bei den Energy-Drinks, die nach meiner Einschätzung ganz zu Unrecht ihren Namen tragen. Und vielfach bei den Säften, die gar keine echten Säfte mehr sind.

Wenn also Werbung im Spiel ist, darf getrost davon ausgegangen werden, dass aus ernährungsphysiologischer Sicht hier in der Regel Wertloses angeboten wird und es hauptsächlich auf den Geschmack, die sinnliche Komponente, nicht auf den Wertgehalt ankommt.

Jawohl, g e l e g e n t l i c h darf die Entscheidung für eine Leckerei durchaus auch mal zu Gunsten einer süßen Sünde oder irgendeines deftigen oder cremigen Genusses fallen, ohne, dass gedanklich gleich erwogen wird, wie wertlos und bar aller Nährstoffe das begehrte Produkt in diesem Fall gerade ist. Der gesunde Körper kann es durchaus verkraften, wenn man (Kind) mal über die Stränge schlägt.

Es lohnt sich aber, zu überlegen, ob es für die „Objekte der Begierde" nicht empfehlenswerte Alternativen gibt, die genauso gut oder noch besser schmecken – aber der Gesundheit und vor allem der körperlichen und geistigen Entwicklung eines Kindes dienlich sind. Und es ist wirklich erstaunlich, wie viele Möglichkeiten es dafür gibt.

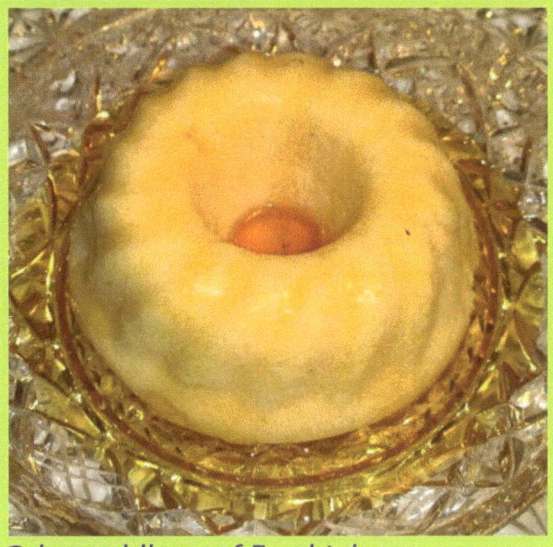

Griespudding auf Fruchtsirup

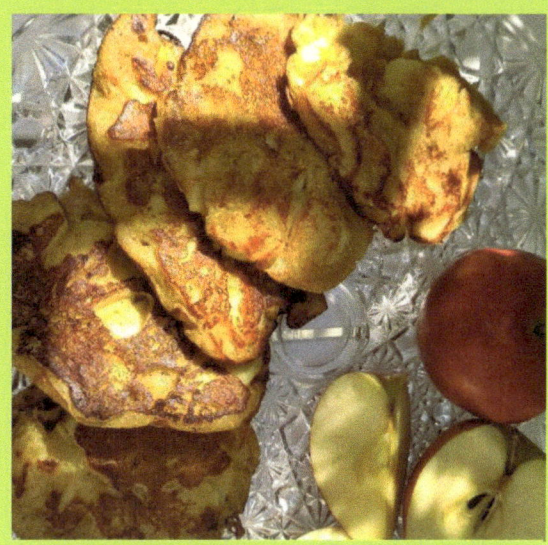

Kichererbsencrepes mit Apfelspalten

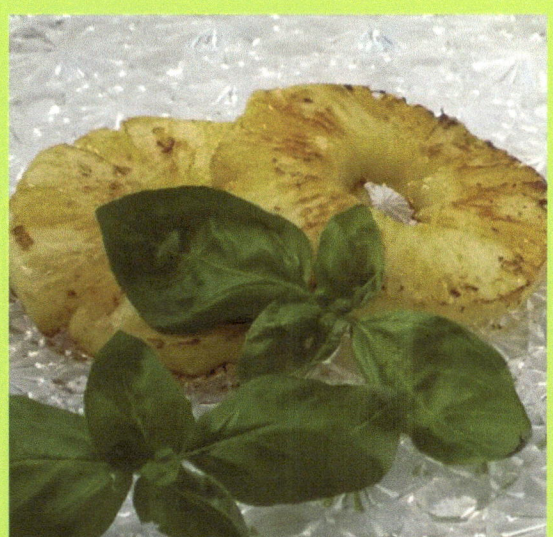

Gebratenes Obst - hier Ananas

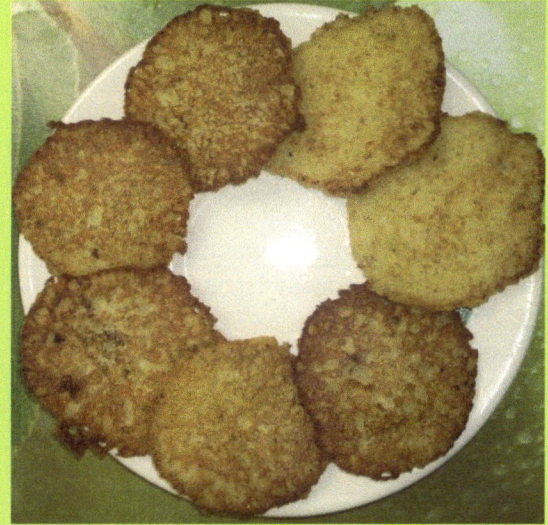

Hirsepfannkuchen

Griespudding auf Palmblütensirup *Zutaten:* Vollwert-Weizengries Sojamilch, Sojasahne, Vanilleschote Zucker, Palmblütensirup Etwas Salz	*Zubereitung*: Den Pudding nach Packungsvorschrift kochen. Statt der Milch, Sojamilch nehmen, wenn er fertig ist, mit Sojasahne verfeinern. Das Innere der Vanilleschote einrühren. Stürzen und mit Sirup übergießen
Gebratenes Obst *Zutaten:* Ananasscheiben oder Apfelscheiben, oder Birnenscheiben Etwas Salz Bratbutter* oder Kokosöl* oder Kakaobutter* (je nachdem, ob man es vegan zubereiten möchte)	*Zubereitung*: Die Obstscheiben von beiden Seiten ganz leicht salzen. Das Fett in der Pfanne erhitzen und das Obst auf beiden Seiten zart bräunen. Durch das Salz erhält das Obst eine zusätzliche Süße, schmeckt auch kalt.
Kichererbsen-Crepes mit Apfelspalten *Zutaten*: Kichererbsenmehl Sojamilch Sojasahne Palmblütenzucker oder Birnendicksaft* Salz, ggf. etwas Zimt Äpfel geschält, in feine Spalten geteilt Kakaobutter unbehandelt oder Butterschmalz (dann nicht vegan)	*Zubereitung*: Aus Kichererbsenmehl, Sojamilch und etwas Sojasahne, dem Palmblütenzucker und etwas Salz einen Crepes-Teig herstellen. Die Apfelscheiben einrühren. Crepes in der Pfanne in Butterschmalz ausbraten, für vegane Zubereitung in Kakaobutter oder Kokosöl braten.
Schnelle Plinsen aus Hirseflocken *Zutaten:* Hirseflocken Etwas Salz, etwas Zucker Kakaobutter unbehandelt oder Butterschmalz,(dann nicht vegan) Sojasahne, 1 EL Apfelmus	*Zubereitung:* Hirseflocken mit ½ Wasser, ½ Sojasahne zu einem dicken Brei verrühren. Etwas Apfelmus, Zucker und Prise Salz zugeben. Braten in Butterschmalz oder vegan in Kakaobutter (nur wenig erforderlich)

Der Wert von Nüssen & Co.

Produkte Nüsse	Besonders reich an diesen Nährstoffen (* = besonders viel)
Sojabohnen, geröstet	Kalium*, Phosphor*, Magnesium*, Calcium*, Vit. A, E
Cashewnuss	Kalium, Phosphor, Vit. A
Erdnuss	Kalium, Calcium, Phosphor, Magnesium, Vit. A, E, Niacin
Mandel	Kalium*, Calcium*, Phosphor*, Magnesium,Vit. A*, E*, Niac.
Haselnuss	Kalium*, Calcium, Phosphor, Magnesium, Eisen, Vit. E
Paranuss	Kalium*, Calcium, Phosphor, Magnesium, Vit. A, E
Walnuss	Kalium*, Calcium, Phosphor, Magnesium, Vit. A, E
Pistazienkerne	Kalium, Calcium, Phosphor, Magnesium, Vit. A*, E
Sesamsamen	Kalium, Calcium**, Phosphor, Magnesium**, Vit. A, E
Sonnenblumenkerne	Kalium, Calcium, Phosphor, Magnesium*, Vit. E*
Kokosnuss	Magnesium
Macadamianuss	Calcium, Phosphor

Sojabohnen und Erdnüsse sind keine Nüsse, sondern Hülsenfrüchte

Trockenfrüchte	
Aprikosen	Kalium*, Calcium*, Phosphor, Magn., Eisen, Vitamin A***, C
Banane	Kalium*, Calcium*, Phosphor, Magnesium*, Vitamin C
Feigen	Kalium* Calcium*, Phosphor, Magnesium*, Eisen, Vit. A, B_1
Pflaumen	Kalium, Phosphor, Magnesium, Eisen, Vit. A, C, B_2
Rosinen, Sultaninen	Brom, Kalium, Calcium, Phosphor, Magnes., Eisen, Vit. A, C
Datteln	Kalium*, Calcium, Phosphor, Magnesium, Vit. A*.

Weitere regenerierende und aufbauende Nahrung

Kakao	Gilt weltweit als Anti-Aging-Nahrung (Regeneration)
Dunkle Weintrauben	Gilt weltweit als Anti-Aging-Nahrung (Regeneration)
Sojabohnen, Produkte	Gilt weltweit als Anti-Aging-Nahrung (Regeneration)
Obst der Saison	Typische Früchte in der Region dienen der Regeneration
Gemüse der Saison	Typischer Anbau in der Region dienen der Gesunderhaltung

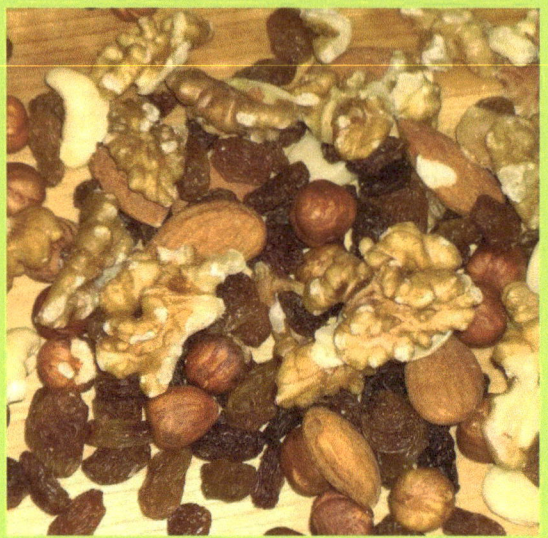

Gemischte Nüsse

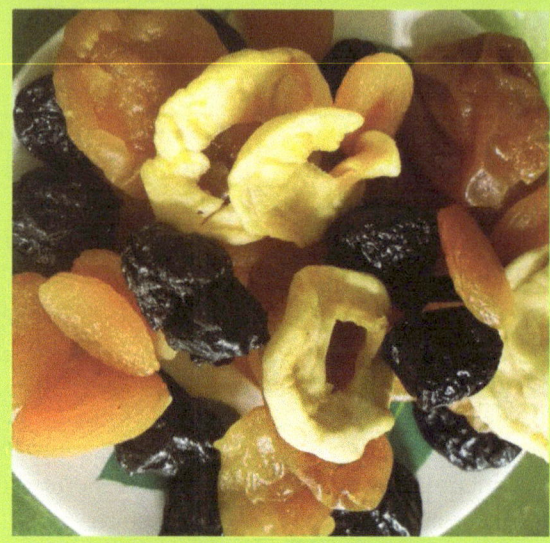

Gemischtes Trockenobst

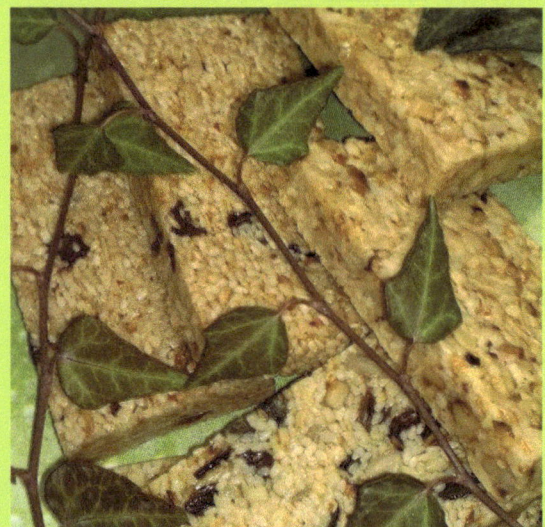

Nuss-und Saatenriegel

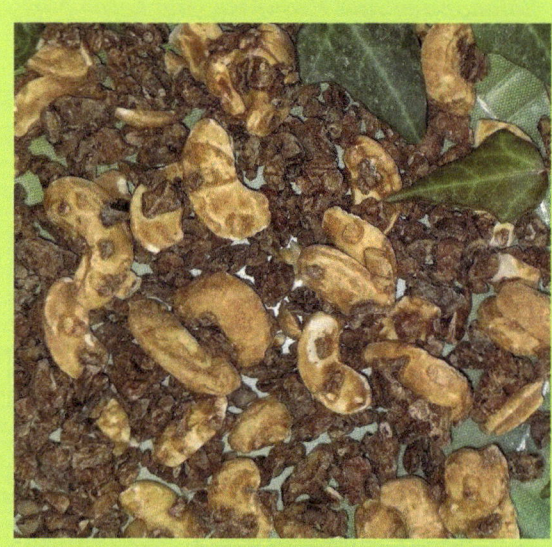

Cashew-Schoko-Blütenzucker-Cluster

Meine Ratgeberbücher für Sie

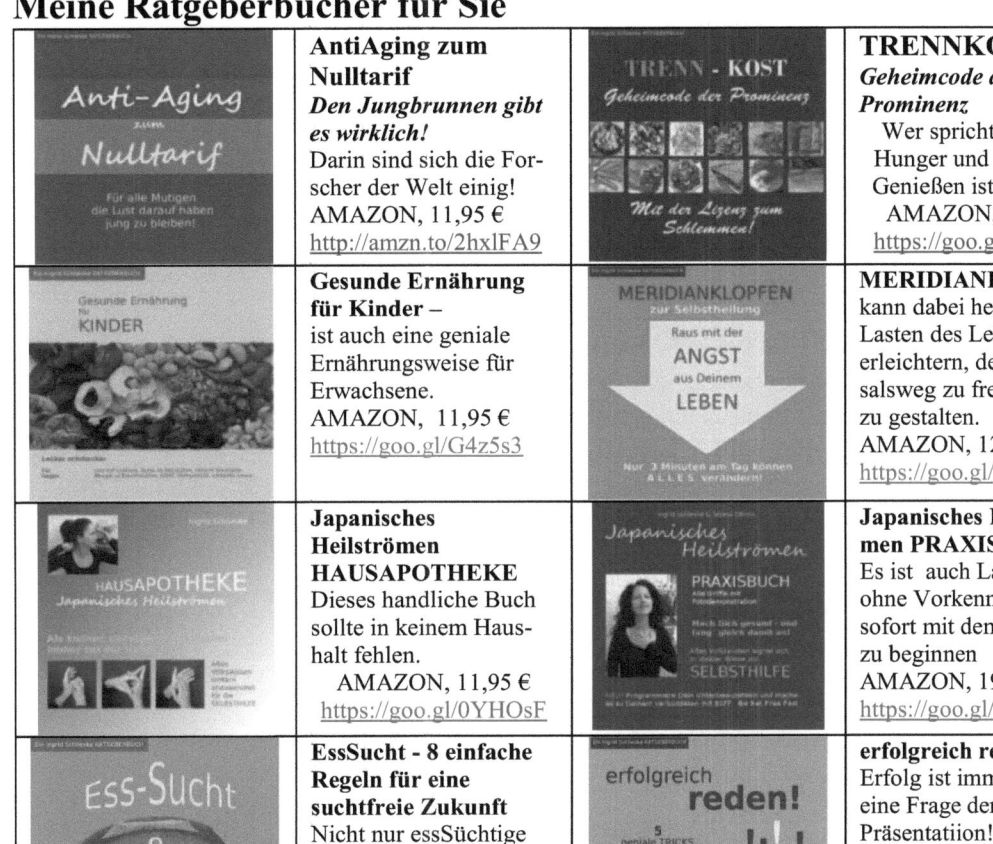

Weitere Selfpublisher-Ratgeber

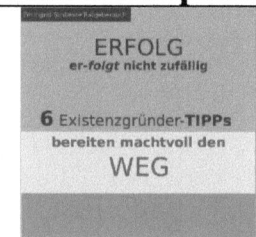	Selbständige oder/und Existenzgründer finden in diesem RATGEBER Tipps und Anregungen für ihren Erfolgsweg	Vom König, der sein Lachen verloren hatte Von Anahita Pasalar (10 Jahre) und ihrer Oma Ingrid Schlieske	Kindermärchen nicht nur für Kinder, sondern für alle, die wissen wollen, wie man Verlorenes wiederfindet

Hier warten kostbare Geschenke auf Sie

Viele Jahre habe ich ja hochengagiert, in meinem schönen Seminarhaus Hoher Vogelsberg in Hessen Therapeutenausbildungen angeboten. Dort ging es auch um: **Japanisches Heilströmen** und **MERIDIANKLOPFEN**

Ich habe nun nicht mehr die Möglichkeit persönlich zu unterrichten. Aber es liegt mir daran, mein Wissen um die *Meridian-Energietechniken weiterzugeben*, damit sie in der Selbsthilfe und auch in der Therapeutischen Praxis auf einfache Weise Anwendung finden.

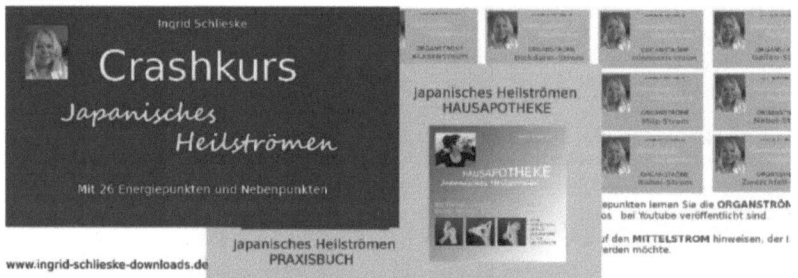

Ein kleiner **CRASH-Kursus** in *Strömen* auf VIDEO zeigt, ergänzend zu meinen Büchern, wie einfach es sein kann, Blockaden aus dem Leben zu verbannen und Heilung auf allen Ebenen zu unterstützen. Nutzen Sie mein Angebot, das Ihnen lebenslang Nutzen bringt. **VIDEOS kostenlos herunterladen: www.ingrid-schlieske.de** unter „DOWNLOADS"

Der Crashkursus in *Meridianklopfen* ist in Arbeit und kurzfristig ebenfalls verfügbar.